全国普通高等中医药院校药学类专业"十三五"规划教材（第二轮规划教材）

U0297195

药剂学实验

（第2版）

（供药学类、中药学类、制药工程及相关专业使用）

主　　编　韩　丽　史亚军

副 主 编　段秀俊　贾永艳　陶　玲　尹登科

编　　者　（以姓氏笔画为序）

王文苹（宁夏医科大学）

尹登科（安徽中医药大学）

史亚军（陕西中医药大学）

伍振峰（江西中医药大学）

李　文（成都中医药大学）

陈志鹏（南京中医药大学）

陈新梅（山东中医药大学）

范凌云（甘肃中医药大学）

洪　怡（湖北中医药大学）

段秀俊（山西中医药大学）

贾永艳（河南中医药大学）

陶　玲（贵州医科大学）

韩　丽（成都中医药大学）

谢兴亮（成都医学院）

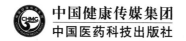

中国健康传媒集团

中国医药科技出版社

内容提要

本教材是"全国普通高等中医药院校药学类专业'十三五'规划教材（第二轮规划教材）"之一，是《药剂学》的配套实验教材，全书包括两个模块共 26 个实验。

在制剂基础性实验模块中，从剂型、技术、稳定性方面，通过普通剂型与新剂型、制剂新技术、制剂稳定性等环节系统设置实验内容，使药剂学实验与《药剂学》教材内容保持同步，便于学生及时通过实验系统验证、巩固和掌握理论课所学知识，所选内容密切结合现行版《中国药典》关于药物制剂标准的要求，使药剂学科的发展与国家标准要求同步。在制剂评价技术模块中，针对药剂学具有工艺学的性质设置内容，并使其与基本剂型的制备工艺环节密切关联，使学生更好地理解和掌握制剂性能评价技术；同时，单列了中药浸出制剂实验环节，以体现药剂学学科的完整性。另外，为适应创新性人才培养需求，教材安排了适量设计性实验，培养学生分析问题、解决问题的能力以及创新能力，为将来从事药物制剂生产、新产品研发奠定基础。

本教材适用于全国普通高等院校药学类、中药学类、制药工程及相关专业的实验教学，也可作为从事药物制剂研究等相关工作人员的参考书。

图书在版编目（CIP）数据

药剂学实验／韩丽，史亚军主编 . —2 版 . —北京：中国医药科技出版社，2018.8
全国普通高等中医药院校药学类专业"十三五"规划教材（第二轮规划教材）
ISBN 978 - 7 - 5214 - 0251 - 3

Ⅰ. ①药…　Ⅱ. ①韩…　②史…　Ⅲ. ①药剂学 - 实验 - 中医学院 - 教材　Ⅳ. ①R94 - 33

中国版本图书馆 CIP 数据核字（2018）第 097888 号

美术编辑　陈君杞
版式设计　诚达誉高

出版　**中国健康传媒集团**｜中国医药科技出版社
地址　北京市海淀区文慧园北路甲 22 号
邮编　100082
电话　发行：010 - 62227427　邮购：010 - 62236938
网址　www.cmstp.com
规格　889×1194mm $\frac{1}{16}$
印张　5
字数　104 千字
初版　2014 年 8 月第 1 版
版次　2018 年 8 月第 2 版
印次　2023 年 1 月第 3 次印刷
印刷　三河市万龙印装有限公司
经销　全国各地新华书店
书号　ISBN 978 - 7 - 5214 - 0251 - 3
定价　**20.00 元**

全国普通高等中医药院校药学类专业"十三五"规划教材（第二轮规划教材）

编写委员会

主 任 委 员　彭　成（成都中医药大学）

副主任委员　朱　华（广西中医药大学）

　　　　　　杨　明（江西中医药大学）

　　　　　　冯卫生（河南中医药大学）

　　　　　　刘　文（贵阳中医学院）

　　　　　　彭代银（安徽中医药大学）

　　　　　　邱智东（长春中医药大学）

委　　　员　（以姓氏笔画为序）

王　建（成都中医药大学）	王诗源（山东中医药大学）
文红梅（南京中医药大学）	尹　华（浙江中医药大学）
邓　赟（成都中医药大学）	史亚军（陕西中医药大学）
池玉梅（南京中医药大学）	许　军（江西中医药大学）
严　琳（河南大学）	严铸云（成都中医药大学）
杨　云（云南中医学院）	杨怀霞（河南中医药大学）
杨武德（贵阳中医学院）	李　峰（山东中医药大学）
李小芳（成都中医药大学）	李学涛（辽宁中医药大学）
吴　虹（安徽中医药大学）	吴培云（安徽中医药大学）
吴啟南（南京中医药大学）	吴锦忠（福建中医药大学）
何　宁（天津中医药大学）	张　丽（南京中医药大学）
张　梅（成都中医药大学）	张师愚（天津中医药大学）
张朔生（山西中医药大学）	陆兔林（南京中医药大学）
陈振江（湖北中医药大学）	金传山（安徽中医药大学）
周长征（山东中医药大学）	周玖瑶（广州中医药大学）
郑里翔（江西中医药大学）	赵　骏（天津中医药大学）
胡　明（四川大学）	夏厚林（成都中医药大学）
郭　力（成都中医药大学）	郭庆梅（山东中医药大学）
容　蓉（山东中医药大学）	康文艺（河南大学）
巢建国（南京中医药大学）	彭　红（江西中医药大学）
蒋桂华（成都中医药大学）	韩　丽（成都中医药大学）
傅超美（成都中医药大学）	曾　南（成都中医药大学）
裴　瑾（成都中医药大学）	

全国普通高等中医药院校药学类专业"十三五"规划教材（第二轮规划教材）

出 版 说 明

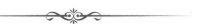

"全国普通高等中医药院校药学类'十二五'规划教材"于2014年8月至2015年初由中国医药科技出版社陆续出版，自出版以来得到了各院校的广泛好评。为了更新知识、优化教材品种，使教材更好地服务于院校教学，同时为了更好地贯彻落实《国家中长期教育改革和发展规划纲要（2010－2020年)》《"十三五"国家药品安全规划》《中医药发展战略规划纲要（2016－2030年）》等文件精神，培养传承中医药文明，具备行业优势的复合型、创新型高等中医药院校药学类专业人才，在教育部、国家药品监督管理局的领导下，在"十二五"规划教材的基础上，中国健康传媒集团·中国医药科技出版社组织修订编写"全国普通高等中医药院校药学类专业'十三五'规划教材（第二轮规划教材)"。

本轮教材建设，旨在适应学科发展和食品药品监管等新要求，进一步提升教材质量，更好地满足教学需求。本轮教材吸取了目前高等中医药教育发展成果，体现了涉药类学科的新进展、新方法、新标准；旨在构建具有行业特色、符合医药高等教育人才培养要求的教材建设模式，形成"政府指导、院校联办、出版社协办"的教材编写机制，最终打造我国普通高等中医药院校药学类专业核心教材、精品教材。

本轮教材包含47门，其中39门教材为新修订教材（第2版），《药理学思维导图与学习指导》为本轮新增加教材。本轮教材具有以下主要特点。

一、教材顺应当前教育改革形势，突出行业特色

教育改革，关键是更新教育理念，核心是改革人才培养体制，目的是提高人才培养水平。教材建设是高校教育的基础建设，发挥着提高人才培养质量的基础性作用。教材建设以服务人才培养为目标，以提高教材质量为核心，以创新教材建设的体制机制为突破口，以实施教材精品战略、加强教材分类指导、完善教材评价选用制度为着力点。为适应不同类型高等学校教学需要，需编写、出版不同风格和特色的教材。而药学类高等教育的人才培养，有鲜明的行业特点，符合应用型人才培养的条件。编写具有行业特色的规划教材，有利于培养高素质应用型、复合型、创新型人才，是高等医药院校教育教学改革的体现，是贯彻落实《国家中长期教育改革和发展规划纲要（2010－2020年）》的体现。

二、教材编写树立精品意识，强化实践技能培养，体现中医药院校学科发展特色

本轮教材建设对课程体系进行科学设计，整体优化；对上版教材中不合理的内容框架进行适当调整；内容（含法律法规、食品药品标准及相关学科知识、方法与技术等）上吐故纳新，实现了基础学科与专业学科紧密衔接，主干课程与相关课程合理配置的目标。编写过程注重突出中医药院校特色，适当融入中医药文化及知识，满足21世纪复合型人才培养的需要。

参与教材编写的专家以科学严谨的治学精神和认真负责的工作态度，以建设有特色的、教师易用、学生易学、教学互动、真正引领教学实践和改革的精品教材为目标，严把编写各个环节，确保教材建设质量。

三、坚持"三基、五性、三特定"的原则，与行业法规标准、执业标准有机结合

本轮教材修订编写将培养高等中医药院校应用型、复合型药学类专业人才必需的基本知识、基本理论、基本技能作为教材建设的主体框架，将体现教材的思想性、科学性、先进性、启发性、适用性作为教材建设灵魂，在教材内容上设立"要点导航""重点小结"模块对其加以明确；使"三基、五性、三特定"有机融合，相互渗透，贯穿教材编写始终。并且，设立"知识拓展""药师考点"等模块，与《国家执业药师资格考试考试大纲》和新版《药品生产质量管理规范》（GMP）、《药品经营管理质量规范》（GSP）紧密衔接，避免理论与实践脱节，教学与实际工作脱节。

四、创新教材呈现形式，书网融合，使教与学更便捷、更轻松

本轮教材全部为书网融合教材，即纸质教材与数字教材、配套教学资源、题库系统、数字化教学服务有机融合。通过"一书一码"的强关联，为读者提供全免费增值服务。按教材封底的提示激活教材后，读者可通过 PC、手机阅读电子教材和配套课程资源，并可在线进行同步练习，实时反馈答案和解析。同时，读者也可以直接扫描书中二维码，阅读与教材内容关联的课程资源（"扫码学一学"，轻松学习 PPT 课件；"扫码练一练"，随时做题检测学习效果），从而丰富学习体验，使学习更便捷。教师可通过 PC 在线创建课程，与学生互动，开展在线课程内容定制、布置和批改作业、在线组织考试、讨论与答疑等教学活动，学生通过 PC、手机均可实现在线作业、在线考试，提升学习效率，使教与学更轻松。此外，平台尚有数据分析、教学诊断等功能，可为教学研究与管理提供技术和数据支撑。

本套教材的修订编写得到了教育部、国家药品监督管理局相关领导、专家的大力支持和指导；得到了全国高等医药院校、部分医药企业、科研机构专家和教师的支持和积极参与，谨此，表示衷心的感谢！希望以教材建设为核心，为高等医药院校搭建长期的教学交流平台，对医药人才培养和教育教学改革产生积极的推动作用。同时精品教材的建设工作漫长而艰巨，希望各院校师生在教学过程中，及时提出宝贵的意见和建议，以便不断修订完善，更好地为药学教育事业发展和保障人民用药安全有效服务！

中国医药科技出版社

2018 年 6 月

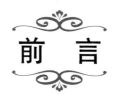

前　言

　　药剂学是研究药物制剂的配制理论、处方设计、制备工艺、质量控制及合理应用的一门综合性应用技术学科，药剂学实验是药剂学的重要组成部分，在整个教学计划中，实验教学占课程总学时数的二分之一，充分体现了药剂学实验课程的特殊性质及其在专业知识培养过程中的重要性。药剂学实验的教学目的在于印证、巩固药剂学基本理论、基本知识，掌握各类剂型的特点、制备原理、操作技术及质量评价，培养学生的药剂学专业技能和实践素质，为将来从事药物制剂的生产、研发奠定基础。

　　药剂学实验按照药剂学规划教材教学大纲，结合《中国药典》（2015 年版）药物制剂标准要求，采用"制剂基础性实验"与"制剂评价技术"两个相互关联的模块，有区别、有层次地安排了 26 个实验项目，在强调各类剂型配制基本技能训练重要性的同时，引入制剂评价技术，突出了药剂学学科的特点，创新了药剂学实验教材的编写体例，体现了课程的系统性与完整性。

　　"制剂基础性实验"包括普通制剂、制剂新技术与新剂型、制剂稳定性等内容，共 20个实验，内容涵盖了液体、固体、半固体等各类制剂，体现了药剂学以剂型为中心的学科性质，使学生通过典型药物制剂的制备及初步的质量评价，进一步理解、巩固常用剂型的基本概念、处方设计原理、制备工艺、质量控制方法及影响因素等基本知识，熟悉常用制剂机械的性能、原理和使用方法，培养学生基本的制剂专业技能，其中单列了中药制剂实验，体现药剂学学科的完整性；同时，针对药物制剂发展现状，对相对成熟的新技术、新工艺安排了一定比例的实践，做到基本理论知识与现代科学技术的有机结合。另外，为适应现代社会对创新性人才培养的需求，教材安排了适量综合设计性实验，旨在培养学生的分析问题能力、专业设计能力和创新能力。

　　"制剂评价技术"设置 6 个实验，包括药物溶解度与油水分配系数、增溶与助溶、粒径与粒度分布、粉体流动性与吸湿性、流体流变学性质的测定等评价方法，体现药物制剂技术的工艺学性质，该内容与制剂基础实验密切关联，目的是使学生更好地理解制剂性能评价的重要性，具备进行制剂质量评价的能力。

　　教材每一实验项下内容包括：实验目的、实验指导、仪器与材料、实验内容、实验结果与讨论、思考题六个部分。内容经过精心筛选，可操作性强。

本教材在历年药剂学实验教学的基础上，参考相关药剂学实验教材，由长期从事药剂学教学的教师组织修订、编写。本教材适用于全国普通高等院校药学类、中药学类、制药工程及相关专业的实验教学，也可作为从事药物制剂研究与开发等相关人员的参考书。

由于编者水平有限，编写时间仓促，教材中错误与不足之处在所难免，敬请读者提出宝贵意见和建议。

编　者
2018 年 6 月

目 录

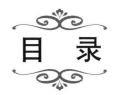

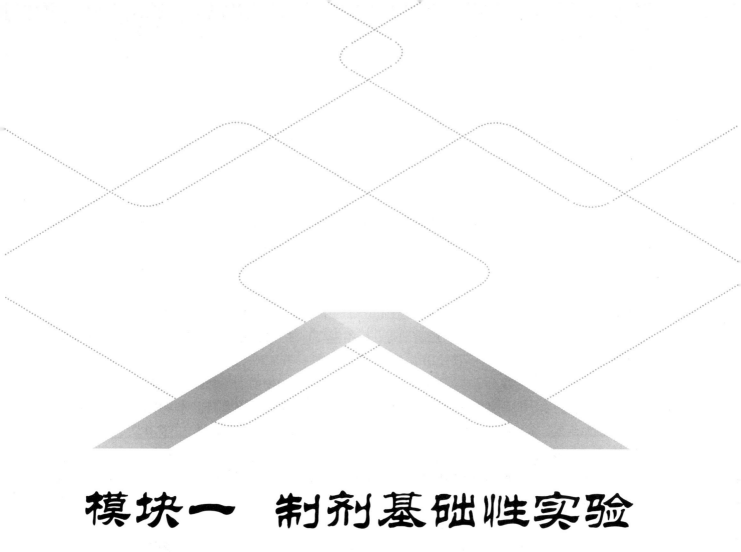

模块一 制剂基础性实验

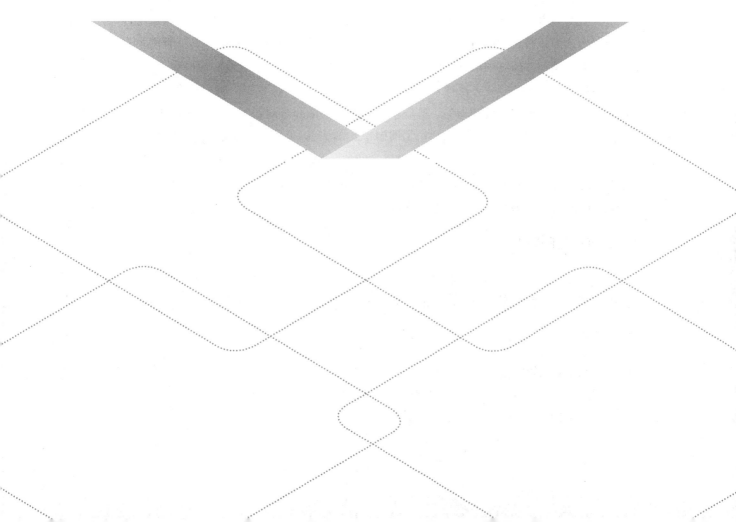

实验一　真溶液型液体药剂的制备

一、实验目的

1. 掌握真溶液型液体药剂制备的基本操作及增加药物溶解度的方法。
2. 熟悉不同类型真溶液型液体药剂的配制特点及附加剂的使用。

二、实验指导

真溶液型液体药剂系指小分子药物分散在适宜溶剂中形成的均相液体制剂，供内服或外用。常用的溶剂有水、乙醇、甘油、丙二醇、脂肪油等，根据需要可加入助溶剂、增溶剂、抗氧剂、防腐剂、矫味剂等附加剂。真溶液型液体药剂包括溶液剂、芳香水剂、糖浆剂、甘油剂、酊剂、醑剂等。

溶液剂指小分子药物以分子或离子状态分散在溶剂中形成的澄明液体制剂。其溶质通常为不挥发性药物，溶剂多为水，制备方法有溶解法、稀释法和化学反应法。芳香水剂指芳香挥发性药物的饱和或近饱和的水溶液，多用作矫味剂或防腐剂，其制备方法因原料而异，有溶解法、稀释法、蒸馏法等，原料为化学药物多用溶解法、稀释法制备，原料为含挥发性成分的植物药材多用蒸馏法制备。采用分散剂分散或振摇等措施可增加油水接触面积，也可加适量增溶剂增大挥发性药物在水中的溶解度。糖浆剂系指含有药物或芳香物质的浓蔗糖水溶液。单糖浆含糖量为 85%（g/ml）或 64.7%（g/g），药用糖浆含糖量应不低于 45%（g/ml）。糖浆剂除另有规定外，一般是将药物用新沸过的水溶解后，加入单糖浆；如直接加入蔗糖配制，则需加水煮沸，必要时滤过，并自滤器上添加适量新沸过的水，使成处方规定量，搅匀即得。甘油剂系指药物溶于甘油中制成的专供外用的溶液剂。酊剂系指药物用规定浓度的乙醇浸出或溶解制成的澄清液体制剂，亦可用流浸膏或浸膏溶解稀释制成。醑剂系指挥发性药物的浓乙醇溶液，醑剂中药物的浓度一般为 5%～10%，乙醇浓度一般为 60%～90%。

真溶液型液体药剂的制备方法通常为：取处方量 1/2～3/4 的溶剂，加入药物搅拌溶解，必要时加热。若有液体药物，可加入混合均匀，最后自滤器上加适量的溶剂到所需量，摇匀即可。

真溶液型液体药剂制备一般原则为：①溶解度大的固体药物直接溶解，溶解度小的药物应先将其溶解后再加入其他药物，可采用微粉化、加热、助溶、增溶及采用混合溶剂等措施促进溶解；②毒、剧药应先溶解，并保证溶解完全；③易氧化的药物，可加抗氧剂、金属络合剂等稳定剂及 pH 值调节剂等；④无防腐能力的药物及溶剂，应加防腐剂。

三、仪器与材料

仪器：研钵、烧杯、具塞三角瓶、玻璃漏斗、量筒、天平、电炉、滤纸、脱脂棉、玻璃棒等。
材料：碘、碘化钾、滑石粉、薄荷油、聚山梨酯 80、蔗糖、蒸馏水等。

四、实验内容

（一）复方碘溶液的制备

【处方】碘　　　　　　　　2.5g

　　　　碘化钾　　　　　　5.0g

　　　　蒸馏水　　加至　　50ml

【制法】取碘化钾，加蒸馏水适量，配成浓溶液，再加碘溶解后，添加适量的蒸馏水至50ml，摇匀，即得。

【性状】本品为红棕色的澄清液体；有碘的特臭。

【用途】内服调节甲状腺功能，用于甲状腺功能亢进的辅助治疗。外用作黏膜消毒剂。

【注意事项】

（1）碘在水中的溶解度为1∶2950，加碘化钾作助溶剂形成KI_3，能增加碘在水中的溶解度，并使溶液稳定。

（2）为使碘能迅速溶解，需将碘化钾加少量水（1∶1）配成浓溶液，然后加入碘溶解。

（3）碘有腐蚀性，慎勿接触皮肤与黏膜。称量时可用玻璃器皿或蜡纸。

（二）不同处方薄荷水的制备

【处方】

	处方 I	处方 II	处方 III
薄荷油	0.2ml	0.2ml	0.2ml
滑石粉	1.5g		
聚山梨酯80		1.2g	1.2g
90%乙醇			60.0ml
蒸馏水　加至	100.0ml	100.0ml	100.0ml

【制法】

（1）处方 I 用分散溶解法：取薄荷油，加滑石粉，在研钵中研匀，移至具塞三角瓶中，加入蒸馏水，加盖，振摇10分钟，反复过滤至滤液澄明，再由滤器上加适量蒸馏水，使成100ml，即得。

（2）处方 II 用增溶法：取薄荷油，加聚山梨酯80，搅匀，加入蒸馏水充分搅拌溶解，过滤至滤液澄明，再由滤器上加适量蒸馏水，使成100ml，即得。

（3）处方 III 用增溶 - 复溶剂法：取薄荷油，加聚山梨酯80搅匀，在搅拌下，缓慢加入90%乙醇及纯化水适量溶解，过滤至滤液澄明，再由滤器上加适量纯化水制成100ml，即得。

【性状】本品为无色透明的澄清液体，具有薄荷清香气味。

【用途】芳香调味药与祛风药，用于胃肠充气。亦可作为分散溶媒用。

【注意事项】

（1）本品为薄荷油的饱和水溶液（约0.05%ml/ml），处方用量为溶解量的4倍，配制时不能完全溶解。

（2）滑石粉为分散剂，应与薄荷油充分混匀，以利于发挥其分散作用，加速溶解过程。

（3）聚山梨酯80为增溶剂，应先与薄荷油充分混匀，再加水溶解，以便发挥增溶作用。

（三）单糖浆的制备

【处方】　　蔗糖　　　　　　　　85.0g

　　　　　蒸馏水　　加至　　100.0ml

【制法】取蒸馏水45ml，煮沸，加蔗糖，搅拌使溶解，趁热用脱脂棉过滤，自滤器上添加适量热蒸馏水至全量，搅匀，即得。

【性状】本品为无色至淡黄色的澄清稠厚液体，味甜。

【用途】矫味剂，助悬剂，供制备药用糖浆等。

【注意事项】蔗糖溶解后应继续煮沸，但时间不宜过长，否则蔗糖可水解为转化糖（葡萄糖和果糖），转化糖含量过高，在贮存期容易发酵，影响糖浆剂质量。

五、实验结果与讨论

1. 复方碘溶液、不同处方薄荷水及单糖浆性状检查结果填于表 1-1。

表 1-1　复方碘溶液、不同处方薄荷水及单糖浆性状检查结果

制剂		颜色	澄明度	嗅味
复方碘溶液				
薄荷水	处方Ⅰ			
	处方Ⅱ			
	处方Ⅲ			
单糖浆				

2. 制备薄荷水时加入滑石粉、聚山梨酯 80 以及 90% 乙醇的作用是什么？薄荷水三种不同处方各自的特点是什么？

六、思考题

1. 试述增加药物溶解度的方法有哪些？增溶与助溶有何区别？
2. 影响聚山梨酯 80 增溶效果的因素有哪些？
3. 配制糖浆剂时应注意哪些问题？

实验二　高分子溶液剂的制备

一、实验目的

1. 掌握高分子化合物的溶解特性和制备高分子溶液的方法。
2. 熟悉高分子溶液的特点和常见高分子材料的性能。

二、实验指导

高分子溶液剂系指高分子化合物溶解于溶剂中制成的均相液体制剂，以水为溶剂的高分子溶液剂称为亲水性高分子溶液剂，或称胶浆剂。溶液中的高分子物质含有大量的亲水基团，能与水形成牢固的水化膜，阻止高分子化合物分子之间的相互凝聚，使高分子溶液处于稳定状态。一些破坏水化膜的因素如大量电解质的加入或脱水剂的加入都会导致高分子化合物发生絮凝现象。此外，高分子化合物的荷电也是使其处于稳定状态的因素，带相反电荷的高分子物质的加入会因电荷中和而产生凝结沉淀。

高分子化合物的溶解过程主要是溶胀的过程。溶胀是指水分子渗入到高分子结构的空隙中，与高分子中的亲水基团发生水化作用而使体积溶胀，结果使高分子空隙间充满了水分子，这一过程为有限溶胀。由于高分子空隙间存在水分子，降低了分子间的作用力（范德华力），溶胀过程继续，最后高分子化合物完全分散在水中形成高分子溶液，这一过程称为无限溶胀。制备高分子溶液剂的关键是控制好有限溶胀和无限溶胀的条件，这主要取决于高分子物质的性质及工艺条件，如明胶溶液的制备，需要把明胶碎成小块，放于水中浸泡 3~4 小时，使其吸水溶胀，待完全溶胀后，加热搅拌形成明胶溶液。

三、仪器和材料

仪器：托盘天平、量筒、乳钵、玻璃棒、烧杯、电炉、具塞三角瓶等。

材料：胃蛋白酶、橙皮酊、稀盐酸、单糖浆、羧甲基纤维素钠（CMC-Na）、甘油、羟苯乙酯、乙醇、蒸馏水等。

四、实验内容

（一）胃蛋白酶合剂的制备

【处方】
胃蛋白酶	3.0g
橙皮酊	5.0ml
稀盐酸	2.0ml
单糖浆	15.0ml
蒸馏水 加至	100ml

【制法】取稀盐酸、单糖浆混合后加蒸馏水至90ml，摇匀，将胃蛋白酶撒布在液面上，待其自然浸透膨胀、下沉后，略加搅拌使溶解，再加入橙皮酊，加水至100ml，即得。

【性状】本品为微黄色高分子溶液剂，有橙皮芳香气，味酸甜。

【用途】本品为助消化药，用于因食蛋白性食物过多及胃蛋白酶消化不良症，或病后恢复期消化功能减退等症。

【注意事项】

（1）胃蛋白酶溶解时，应撒布于液面，使其充分吸水膨胀，再缓缓搅匀。温度过高（40℃左右）易失活，故不宜用热水。

（2）胃蛋白酶为一种消化酶，能使蛋白质分解为蛋白胨。因其消化力以 pH 1.5～2.5 时为最强，故常与稀盐酸配伍应用，且成品中浓度不宜过高，否则胃蛋白酶失去活性。

（3）橙皮酊为芳香性健胃药，既是芳香矫味剂，又有一定的健胃作用。

（4）单糖浆为矫味剂。

（二）羧甲基纤维素钠胶浆的制备

【处方】
CMC-Na	1.0g
甘油	12.0ml
羟苯乙酯乙醇溶液（50g/L）	0.5ml
蒸馏水 加至	40ml

【制法】取 CMC-Na 分次撒在20ml 蒸馏水上，让其自然溶胀，然后稍加热并轻轻搅拌使溶解，加入羟苯乙酯乙醇溶液、甘油，搅匀，再加蒸馏水至全量，搅拌均匀，即可。

【性状】本品为无色透明黏稠液体。

【用途】CMC-Na 胶浆本身无治疗作用，但有一定的黏稠性。在药剂生产中常用作黏合剂、助悬剂等附加剂。

【注意事项】

（1）应先将羧甲基纤维素钠在适量冷水中充分溶胀，然后再稍加热促溶解。

（2）羧甲基纤维素钠遇阳离子型药物及碱土金属、重金属盐会发生沉淀，故不能使用季铵盐类和汞类防腐剂。

五、实验结果与讨论

1. 将胃蛋白酶合剂和羧甲基纤维素钠胶浆性状检查结果填于表 2 – 1。

表 2 – 1　胃蛋白酶合剂、羧甲基纤维素钠胶浆检查结果

制剂	颜色	外观	嗅味
胃蛋白酶合剂			
羧甲基纤维素钠胶浆			

2. 胃蛋白酶合剂中稀盐酸的作用是什么?

六、思考题

1. 以胃蛋白酶合剂制备过程说明高分子物质的溶解过程。
2. 导致高分子溶液聚结的因素有哪些?
3. 高分子溶液剂和溶胶剂在渗透压方面有何差别?

实验三　乳剂的制备及乳剂类型的判断

一、实验目的

1. 掌握乳剂的一般制备方法。
2. 掌握乳剂类型的判断方法。

二、实验指导

两种互不混溶的液体经乳化而形成的非均相分散体系称为乳剂 (也称乳浊液)。分散的液滴称为分散相、内相或不连续相,一般直径为 $0.1 \sim 100 \mu m$;包在液滴外面的液相称为分散介质、外相或连续相。乳剂分为水包油 (O/W) 型或油包水 (W/O) 型,常采用稀释法和染色法鉴别。

乳剂处方中除分散相和连续相外,还需加入乳化剂。乳化剂一方面降低了界面张力,使乳剂容易形成;另一方面,乳化剂可在分散液滴表面形成单分子膜、多分子膜、固体粉末膜等界面膜,防止液滴相遇时发生融合,使乳剂稳定存在。常用的乳化剂主要为表面活性剂。

制备少量乳剂时,可采用在乳钵中研磨或瓶中振摇等方法;大量生产乳剂时,采用搅拌机、乳匀机和胶体磨来制得。一般根据 HLB 值来选择乳化剂。当一种乳化剂难以达到乳化要求时,常将两种以上的乳化剂混合使用。混合乳化剂的 HLB 值可按下式计算:

$$HLB_{混合} = \frac{HLB_1 \cdot W_1 + HLB_2 \cdot W_2 + \cdots + HLB_n \cdot W_n}{W_1 + W_2 + \cdots + W_n}$$

式中,HLB_1,HLB_2,$\cdots$,HLB_n 为各个乳化剂的 HLB 值;W_1,W_2,$\cdots$,W_n 为各个乳化剂的重量。

乳剂为动力学及热力学不稳定的分散体系。在室温条件下可采用加速试验的方法 (离心法) 观察乳剂的乳析速度,以判断其稳定性。

三、仪器与材料

仪器:乳钵、烧杯、量筒、具塞试剂瓶、托盘天平、称量纸、玻璃棒等。

材料：液体石蜡、阿拉伯胶、西黄蓍胶、羟苯乙酯、无水乙醇、蒸馏水、氢氧化钙、花生油、苏丹红、亚甲蓝等。

四、实验内容

（一）液体石蜡乳的制备

【处方】

液体石蜡	12.0ml
阿拉伯胶	4.0g
西黄蓍胶	0.5g
羟苯乙酯乙醇溶液（5%）	0.1ml
蒸馏水 加至	30ml

【制法】将阿拉伯胶粉与西黄蓍胶粉置干燥乳钵中，加入液体石蜡，稍加研磨，使胶粉分散后，加蒸馏水8ml，不断研磨至形成浓厚的乳状液，即初乳。再加蒸馏水、羟苯乙酯乙醇溶液，研匀，即得。

【性状】本品为乳白色黏稠液体。

【用途】轻泻剂。用于治疗便秘，特别适用于高血压、动脉瘤、疝气、痔疮及手术后便秘的病人，可以减轻排便的痛苦。

【注意事项】

（1）5%羟苯乙酯乙醇溶液的配制：将5g羟苯乙酯溶于100ml无水乙醇中，使其完全溶解，即得。

（2）液体石蜡乳的制备采用的是干胶法，制备初乳时应注意油、水、乳化剂的比例。

（二）石灰搽剂的制备

【处方】

花生油	10ml
氢氧化钙饱和水溶液	10ml

【制法】量取花生油和氢氧化钙饱和水溶液，置于具塞试剂瓶中，加塞用力振摇至乳剂生成，即得。

【性状】本品为乳白色黏稠油状液体。

【用途】用于治疗轻度烫伤。具有收敛、保护、润滑、止痛等作用。

【注意事项】

（1）石灰搽剂的制备方法是新生皂法。振摇时间要充分。

（2）氢氧化钙饱和水溶液的制备：取氢氧化钙0.2g加至50ml蒸馏水中，水浴加热并充分搅拌后，冷却至室温，滤纸过滤，即获得氢氧化钙饱和水溶液。

（三）乳剂类型的鉴别

（1）稀释法：取2支试管，分别加入液体石蜡乳和石灰搽剂各一滴，再加入蒸馏水约5ml，振摇、翻转数次，观察混合情况，判断乳剂所属类型（能与水均匀混合者为O/W型，反之则为W/O型乳剂）。

（2）染色法：将液体石蜡乳和石灰搽剂分别涂在载玻片上，用苏丹红溶液（油溶性染料）和亚甲蓝溶液（水溶液性染料）各染色一次，肉眼观察，判断乳剂所属类型（苏丹红均匀分散者为W/O型乳剂，亚甲蓝均匀分散者为O/W型乳剂）。

【注意事项】

（1）亚甲基蓝溶液的配制：将5g亚甲基蓝溶于100ml蒸馏水中，使其完全溶解，即得。

（2）苏丹红溶液的配制：将0.02g苏丹红溶于60ml无水乙醇中，使其完全溶解加水稀释至100ml，即得。

五、实验结果与讨论

1. 液体石蜡乳、石灰搽剂性状检查　液体石蜡乳、石灰搽剂性状检查结果填于表 3 – 1。

表 3 – 1　液体石蜡乳、石灰搽剂检查结果

制剂	颜色	外观	嗅味	乳剂类型
液体石蜡乳				
石灰搽剂				

2. 讨论

（1）分析液体石蜡乳的处方并说明各成分的作用？

（2）石灰搽剂的乳化剂是什么？属何种类型的乳剂？

六、思考题

1. 如何判断乳剂的类型？

2. 影响乳剂稳定性的因素有哪些？

3. 干胶法和湿胶法的特点是什么？

实验四　混悬剂的制备及稳定剂的选择

一、实验目的

1. 掌握混悬剂的一般制备方法及稳定剂的选择方法。

2. 熟悉助悬剂、润湿剂、絮凝剂及反絮凝剂在混悬剂中的应用。

二、实验指导

混悬剂是指难溶性固体药物以细小的微粒分散在液体溶媒中形成的非均相液体制剂，药物微粒一般在 $0.5 \sim 10 \mu m$。混悬剂的分散介质多为水，也可用植物油。大多数的混悬剂是液体制剂，若按照混悬剂的要求，将药物用适宜方法制成粉末状或颗粒状制剂，使用时加水即迅速分散成混悬剂，则称为干混悬剂。合剂、搽剂、洗剂、注射剂、滴眼剂、气雾剂等剂型都有混悬型分散状态。

优良的混悬剂应符合如下要求：粒子细腻、分散均匀、不结块；粒子的沉降速度慢、沉降容积比大；颗粒沉降后，经振摇易再分散，以保证分剂量的准确性；混悬剂应具有一定黏度；外用混悬剂应容易涂布。

物理稳定性是混悬剂存在的主要问题之一。混悬剂中药物微粒的分散度大，使混悬剂具有较高的表面自由能而处于不稳定状态。疏水性药物的混悬剂比亲水性药物存在更大的稳定性问题。混悬剂中的微粒受重力作用产生沉降，其沉降速度遵循 Stock 定律，如下式所示：

$$V = \frac{2r^2(\rho_1 - \rho_2)g}{9\eta} \tag{4 – 1}$$

式中，V 为微粒沉降速度（cm/s）；r 为微粒半径（cm）；ρ_1、ρ_2 分别为微粒和分散介质的密度（g/ml）；g 为重力加速度（cm/s^2）；η 为分散介质的黏度（mPa·S）。

从上式可看出：混悬液中微粒沉降速度与微粒半径平方、微粒与分散介质的密度差成正比；与分散介质的黏度成反比。混悬剂微粒沉降速度愈大，动力学稳定性愈小。增加混悬剂动力稳定性的主要方法有：①减小微粒的半径；②降低微粒与分散介质的密度差；③增加分散介质的黏度。因此，在制备混悬剂时，将药物粉碎成一定细度的微粒、加入助悬剂、选择适宜的分散介质等手段都能提高混悬剂的物理稳定性。

混悬剂的稳定剂一般有三类：助悬剂、润湿剂、絮凝剂与反絮凝剂。

混悬剂的配制方法有分散法（如研磨粉碎）和凝聚法（物理凝聚法和化学凝聚法）两种，其中分散法较为常用。

混悬剂的稳定性直接决定其质量好坏，混悬剂常见的稳定性研究方法包括：微粒大小的测定、沉降速度的测定、沉降容积比的测定、絮凝度的测定、重新分散实验、ξ电位的测定、流变学测定。

混悬剂的成品在包装时，容器不宜盛装太满，应预留适当空间便于用前摇匀。标签上应注明"用前摇匀"字样。为安全起见，剧、毒药、剂量小的药物不宜制成混悬剂。

三、仪器与材料

仪器：天平、研钵、具塞量筒、玻璃棒、烧杯、称量纸、药匙、标签纸等。

材料：炉甘石、氧化锌、甘油、羧甲基纤维素钠、聚山梨酯80、枸橼酸钠、三氯化铝、沉降硫黄、硫酸锌、樟脑、乙醇、新洁尔灭、蒸馏水等。

四、实验内容

（一）不同处方炉甘石洗剂的制备

【处方】

	处方 I	处方 II	处方 III	处方 IV	处方 V
炉甘石	4g	4g	4g	4g	4g
氧化锌	4g	4g	4g	4g	4g
甘油	5ml	5ml	5ml	5ml	5ml
羧甲基纤维素钠	0.25g				
聚山梨酯80		1.0ml			
枸橼酸钠			0.25g		
三氯化铝				0.1g	
蒸馏水　加至	50ml	50ml	50ml	50ml	50ml

【制法】

（1）炉甘石、氧化锌过120目筛；羧甲基纤维素钠加水25ml，溶胀，制成胶浆；聚山梨酯80加水25ml混匀；枸橼酸钠加水25ml溶解；三氯化铝加水25ml溶解。

（2）采用加液研磨法制备。先将炉甘石和氧化锌置研钵中，加甘油研磨至糊状，再按上述不同处方加入其他成分，研磨均匀后倒出，研钵用10ml蒸馏水分次冲洗，与药液合并后加蒸馏水至50ml，即得。

【性状】本品为粉红色混悬液，放置有沉淀，经振摇后，仍应成为均匀的混悬液。

【用途】具有保护皮肤、收敛、消炎和止痒作用，用于潮红、肿胀、灼热、瘙痒而无渗出的急性皮炎、湿疹、荨麻疹、丘疹、夏季皮炎、日晒伤等皮肤病。

【注意事项】

（1）炉甘石、氧化锌均为水中不溶的亲水性药物，可被水润湿，先加入适量甘油研磨成糊状，使粉末周围形成水的保护膜，可防止颗粒聚集，振摇时易悬浮。

（2）炉甘石洗剂中的炉甘石和氧化锌带负电，加入少量 $AlCl_3$ 中和部分电荷，使炉甘石和氧化锌絮凝沉降，从而防止结块，改善分散性。

（二）复方硫黄洗剂的制备

【处方】

沉降硫黄		3g
硫酸锌溶液		25ml
樟脑醑		25ml
甘油		5ml
5%新洁尔灭溶液		4ml
蒸馏水	加至	100ml

【制法】 取沉降硫黄置于乳钵中，加甘油研匀。再加新洁尔灭溶液研成糊状后，缓慢加入硫酸锌溶液，研磨均匀。以细流方式慢慢加入樟脑醑并急速研磨（或搅拌），随加随研至呈均匀混悬状，再加蒸馏水至100ml，搅匀，即得。

【性状】 本品为黄色混悬液，有硫黄、樟脑的特臭。

【用途】 保护皮肤、抑制皮脂分泌、轻度杀菌与收敛。用于皮脂溢出症、痤疮、疥疮等。

【注意事项】

（1）沉降硫黄为质轻的疏水性药物，加甘油可使硫黄表面亲水，且又可增强洗剂的稠度，有利于硫黄在混悬剂中均匀分散。

（2）新洁尔灭为阳离子型表面活性剂，可降低硫黄与水的界面张力，起润湿剂的作用，使硫黄分散均匀，增强药效。

（3）樟脑醑是樟脑的10%的醇溶液，加入时应急速搅拌或研磨，以免樟脑因溶剂改变而析出大颗粒。

（4）硫酸锌溶液的制备：称取硫酸锌3g，溶于25ml水中，摇匀即得。

（三）混悬液沉降容积比的测定及重新分散性考察

【沉降容积比的测定】 将不同处方炉甘石洗剂分别置100ml具塞量筒中，密塞，振摇1分钟，记录初始高度 H_0 后静置并计时，分别在5、15、30、60、90、120分钟记录沉降物的高度 H_u，填入表4-1，计算沉降容积比 F。注意具塞量筒的大小粗细尽量一致。

【重新分散实验】 将不同处方炉甘石洗剂静置一段时间（一周或根据实际情况而定），将具塞量筒倒置翻转（一反一正为一次），记录试管底部的沉降物重新分散所需要的次数，填入表4-2中。如试管底部沉淀物始终未分散，以"结饼"结果记入。试管底部沉淀物重新分散所需次数越少，则混悬剂的重新分散性越好。

五、实验结果与讨论

1. 沉降曲线的绘制　根据表4-1数据，以沉降容积比 $F(H_u/H_0)$ 为纵坐标，时间 t 为横坐标，绘制沉降曲线。

表4-1 沉降容积比测定结果

时间 （min）	炉甘石洗剂									
	处方 I		处方 II		处方 III		处方 IV		处方 V	
	H_u	F	H_u	F	H_u	F	H_u	F	H_u	F
5										
15										
30										
60										
90										
120										

2. 重新分散实验 将各试管底部沉降物重新分散所需要的次数，填入表4-2中。

表4-2 重新分散次数

处方	炉甘石洗剂				
	处方 I	处方 II	处方 III	处方 IV	处方 V
翻转次数					

3. 试分析炉甘石洗剂中各稳定剂的作用。

六、思考题

1. 根据 Stock 定律并结合处方，谈谈影响混悬剂稳定性的主要因素有哪些？

2. 混悬剂的制备方法有哪些？比较炉甘石洗剂和复方硫黄洗剂，二者在制备方法上有何区别？

3. 优良的混悬剂应达到哪些要求？

4. 硫黄有升华硫、精制硫和沉降硫等，在复方硫黄洗剂中，为何选用沉降硫？

实验五 注射剂的制备

一、实验目的

1. 掌握注射剂的制备方法及工艺过程中的操作要点。

2. 掌握影响注射剂成品质量的因素。

3. 熟悉提高易氧化药物稳定性的基本方法及注射剂质量检查内容。

二、实验指导

注射剂系指药物与适宜的辅料制成的供注入体内的无菌制剂。注射剂可分为注射液、注射用无菌粉末与注射用浓溶液等。

注射液包括溶液型、乳状液型或混悬型等，可用于皮下注射、皮内注射、肌内注射、静脉注射、静脉滴注等，其中，供静脉滴注用的大容量注射液（除另有规定外，一般不小于100ml）也称输液。注射用无菌粉末系指药物与适宜辅料制成的供临用前用无菌溶液配制成澄清溶液或均匀混悬液的无菌粉末或无菌块状物；可用适宜的注射用溶剂配制后注射，也可用静脉输液配制后静脉滴注。注射用浓溶液系指药物与适宜辅料制成的供临用前稀释后静脉滴注用的无菌浓溶液。

注射剂的生产过程包括原辅料的准备、配制、灌封、灭菌、质量检查、包装等步骤，注射剂所用的原辅料应从来源及生产工艺等环节进行严格控制并应符合注射用的质量要求。注射剂所用溶剂应安全无害，并与其他药用成分兼容性良好，不得影响活性成分的疗效和质量。一般分为水性溶剂和非水性溶剂。

配制注射剂时，可根据需要加入适宜的附加剂，如渗透压调节剂、pH 调节剂、增溶剂、助溶剂、抗氧剂、抑菌剂、乳化剂、助悬剂等。所用附加剂应不影响药物疗效，避免对检验产生干扰，使用浓度不得引起毒性或明显的刺激性；多剂量包装的注射液可加适宜的抑菌剂，抑菌剂的用量应能抑制注射液中微生物的生长；加有抑菌剂的注射液，仍应采用适宜的方法灭菌；静脉输液与脑池内、硬膜外、椎管内用的注射液均不得加抑菌剂；除另有规定外，一次注射量超过 15ml 的注射液也不得加抑菌剂；注射用无菌粉末应按无菌操作法制备。

易氧化药物配制注射剂，需加抗氧剂、金属络合剂，必要时在灌装过程中，可填充经过处理的二氧化碳或氮等，以排出容器内的空气，并立即熔封。

制备混悬型注射液、乳状液型注射液过程中，要采取必要的措施，保证粒子大小符合质量标准的要求。注射用无菌粉末应标明配制溶液所用的溶剂类型，必要时还应标注溶剂量。

注射剂的质量要求：装量或装量差异、渗透压摩尔浓度、可见异物、不溶性微粒、无菌，必要时应进行相应的安全性检查，如异常毒性、过敏反应、溶血与凝聚、降压物质、热原或细菌内毒素等；注射剂的 pH 应接近血液 pH，一般控制在 4 ~ 9，含量合格；凡大量静脉注射或滴注的输液，应调节渗透压与血浆等渗或接近等渗。

三、仪器与材料

仪器：磁力搅拌器、pH 计、布氏漏斗、微孔滤膜过滤器、熔封机、滴定管、澄明度检查仪、紫外可见分光光度仪、烧杯、具塞三角瓶、玻璃漏斗、量筒、天平、电炉、滤纸、脱脂棉、玻璃棒等。

材料：维生素 C、碳酸氢钠、乙二胺四乙酸二钠（EDTA - 2Na）、焦亚硫酸钠、盐酸、氯化钠、针用活性炭、注射用水等。

四、实验内容

（一）维生素 C 注射液的制备

【处方】

维生素 C	5.0g
碳酸氢钠	2.4g
乙二胺四乙酸二钠	0.005g
焦亚硫酸钠	0.2g
注射用水　　加至	100ml

【制法】

（1）原辅料质检与投料计算　供注射用的原料药与辅料必须经检验达到注射用原料标准才能使用。

（2）空安瓿的处理　空安瓿→灌水→处理→洗涤→烘干→灭菌。

（3）注射液的配制　量取处方量 80% 的注射用水，通 N_2 饱和，加入维生素 C 使溶解，分次缓缓加入碳酸氢钠，搅拌使溶解，调节药液 pH 5.8 ~ 6.2；加入乙二胺四乙酸二钠、焦亚硫酸钠溶解，搅拌均匀，添加 N_2 饱和的注射用水至足量；用 G_3 垂熔漏斗预漏，再用 0.22μm 的微孔滤膜精滤；检查滤液澄明度。

（4）灌注与熔封　将过滤合格的药液，立即灌装于 2ml 安瓿中，通 N_2 于安瓿上部空间；要求装量准确，药液不沾安瓿颈壁；随灌随封，熔封后的安瓿顶部应圆滑、无尖头、无鼓泡或凹陷现象。

（5）灭菌与检漏　将灌封好的安瓿用 100℃ 流通蒸气灭菌 15 分钟；灭菌完毕立即将安瓿放入 1% 亚甲蓝水溶液中，剔除变色安瓿，将合格安瓿洗净、擦干，供质量检查。

【性状】本品为无色至微黄色的澄明液体。

【用途】用于防治坏血病，促进胶原蛋白和骨胶原的合成、改善脂肪和类脂，特别是胆固醇的代谢，预防心血管病等。

【注意事项】

（1）维生素 C 容易氧化，致使颜色变黄，含量下降，金属离子可加速这一反应过程，同时 pH 对其稳定性影响也较大。因此在安瓿中通入 N_2，处方中加入抗氧剂、金属离子络合剂和碳酸氢钠。在制备过程中应避免与金属用具接触。

（2）维生素 C 显强酸性，加入碳酸氢钠使其部分中和成钠盐，既可调节维生素 C 较稳定的 pH 6.0 左右，又可避免酸性太强，在注射时产生疼痛；将碳酸氢钠加入维生素 C 溶液中时速度要慢，以防止产生大量气泡使溶液溢出，同时要不断搅拌，以防局部碱性过强，造成维生素 C 的破坏。

（3）当维生素 C 溶液中含有 0.0002mol/L 铜离子时，其氧化速度可以增大 10^4 倍，故常用乙二胺四乙酸二钠络合金属离子。

（二）质量检查

【颜色】照现行版《中国药典》溶液颜色检查法进行检查。取本品，加水稀释成每 1ml 中含维生素 C 50mg 的溶液，照紫外 - 分光光度法，在 420nm 波长处测定，吸收度不得过 0.06。

【装量】照现行版《中国药典》装量检查法进行检查。2ml 安瓿检查 5 支，每支的装量均不得少于其标示量。

【pH】应为 5.0～7.0。

【可见异物检查】照现行版《中国药典》可见异物检查法进行检查。应用灯检法暗室中进行。装置为带有遮光板的日光灯光源（光照度可在 1000～4000lx 范围内调节）；不反光的黑色背景；不反光的白色背景和底部（供检查有色异物）；反光的白色背景（指遮光板内侧）。取供试品 20 支（瓶），除去容器标签，擦净容器外壁，必要时将药液转移至洁净透明的适宜容器内，将供试品置遮光板边缘处，在明视距离（指供试品至人眼的清晰观测距离，通常为 25cm），手持容器颈部，轻轻旋转和翻转容器（但应避免产生气泡），使药液中可能存在的可见异物悬浮，分别在黑色和白色背景下目视检查，重复观察，总检查时限为 20 秒。供试品装量每支（瓶）在 10ml 及 10ml 以下的，每次检查可手持 2 支（瓶）。供试品溶液中有大量气泡产生影响观察时，需静置足够时间至气泡消失后检查。

五、实验结果与讨论

1. 将维生素 C 注射液颜色、装量、pH、可见异物检查结果填于表 5 - 1。

表 5 - 1　维生素 C 注射液质量检查结果

检查项目	颜色	装量	pH	可见异物
检查结果				
结果判断				

2. 请分析和讨论质量检查结果。

六、思考题

1. 注射用水制备时主要采用哪些方法和设备？
2. 制备注射剂的环节有哪些？污染注射剂的途径有哪些？
3. 注射剂的辅料有哪些？质量和使用注意事项有哪些？
4. 制备注射剂的操作要点是什么？
5. 制备注射剂为什么要考虑等渗和等张？如何调整和计算。

实验六 滴眼剂的制备

一、实验目的

1. 掌握滴眼剂的制备方法及质量检查方法。
2. 熟悉滴眼剂常用附加剂种类及等渗调节的方法。

二、实验指导

滴眼剂是指由药物与适宜辅料制成的无菌水性或油性澄明溶液、混悬液或乳状液，供滴入眼部的液体制剂。滴眼剂用于眼黏膜，每次用量 1～2 滴，起杀菌、消炎、收敛、扩瞳、局部麻醉、保护等作用。由于眼部组织柔嫩、敏感等特点，因此对滴眼剂的质量和制备方法有比较严格的要求，近似于注射剂。

一般滴眼剂为多剂量包装，在反复使用过程中与环境及病眼接触，易造成污染，需加抑菌剂，一般滴眼剂要求无致病菌，尤其不得有铜绿假单胞菌和金黄色葡萄球菌。用于眼外伤及手术的滴眼剂不宜加抑菌剂，应严格灭菌，采用单剂量包装。对热稳定的滴眼剂制备流程为：

原料药→配液→过滤→灭菌
瓶、塞→洗涤瓶、塞→灭菌 }无菌分装→质检→印字→包装

三、仪器与材料

仪器：电子天平、烧杯、G_3垂熔玻璃漏斗、输液瓶、滴眼剂瓶、灌注器、灭菌器、澄明度检测仪、无菌操作柜等。

材料：氯霉素、硼砂、硼酸、羟苯乙酯、羟丙甲纤维素（4500）、氯化钠、苯扎氯铵溶液、注射用水等。

四、实验内容

（一）氯霉素滴眼液的制备

【处方】

氯霉素		0.25g
硼砂		0.3g
硼酸		1.9g
羟苯乙酯		0.03g
注射用水	加至	100ml

【制法】

（1）容器的处理 塑料滴眼剂瓶可用75％乙醇吸入消毒，再用注射用水洗至无醇味，沥干备用。

（2）配液　称取硼酸、硼砂溶于约90ml的热注射用水中（90℃左右），然后加入氯霉素与羟苯乙酯，搅拌溶解，加注射用水至100ml，测定pH（6～8）合格后，用G₃垂熔玻璃漏斗过滤至澄明，滤液灌封于干净的输液瓶中，用煮沸法灭菌30分钟。

（3）无菌分装　在无菌操作柜内将灭菌的氯霉素溶液分装于滴眼剂瓶中，密封，加塞，即得。

【性状】本品应为无色或几乎无色的澄明液体。

【用途】用于结膜炎、沙眼、角膜炎和眼睑缘炎。

【注意事项】

（1）处方中加硼砂、硼酸做缓冲剂，亦可调节pH和渗透压，同时还可以增加氯霉素的溶解度。本品的pH约为6时最稳定。

（2）氯霉素对热较稳定，配液时可加热以加快溶解速度。

（3）本品亦可用硝酸苯汞（0.005%）或羟苯甲酯（0.02%）作抑菌剂。

（二）人工泪液的制备

【处方】

羟丙甲纤维素（4500）	0.3g
氯化钠	0.37g
苯扎氯铵溶液	0.02ml
氯化钠	0.45g
硼酸	0.19g
硼砂	0.19g
注射用水　　加至	100ml

【制法】

（1）容器的处理　塑料眼药滴眼剂瓶可用75%乙醇吸入消毒，再用注射用水洗至无醇味，沥干备用。

（2）配液　称取羟丙甲纤维素溶于适量注射用水中，依次加入硼砂、硼酸、氯化钠、氯化钾、苯扎氯铵溶液，再添加注射用水至全量，搅拌均匀，测定pH（6～8）合格后，用G₃垂熔玻璃漏斗过滤至澄明，滤液灌封于干净的输液瓶中，用煮沸法灭菌30分钟。

（3）无菌分装　在无菌操作柜内将灭菌的人工泪液分装于滴眼剂瓶中，密封，加塞，即得。

【性状】本品为无色澄明液体。

【用途】提高眼表湿度和润滑性，消除眼部不适，治疗眼干燥症。

【注意事项】

（1）羟丙甲纤维素为增稠剂，其2%溶液在20℃时的黏度为3750～5250mPa·s。

（2）处方中的苯扎氯铵溶液系苯扎氯铵的50%水溶液。

五、实验结果与讨论

1. 将氯霉素滴眼液、人工泪液性状检查结果填入表6–1中。

表6–1　氯霉素滴眼液、人工泪液的性状检查结果

制剂	颜色	嗅味	澄明度	pH
氯霉素滴眼剂				
人工泪液				

2. 处方中硼酸、硼砂、羟苯乙酯各起什么作用？

3. 分析产品质量情况，讨论影响产品质量的主要实验步骤。

六、思考题

1. 结合本实验的处方，讨论滴眼剂处方设计应考虑的问题。

2. 滴眼剂中选择抑菌剂应考虑哪些问题？

3. 调节 pH 和渗透压时应注意哪些方面？

实验七 散剂的制备

一、实验目的

1. 掌握散剂的制备方法及等量递增混合方法。

3. 熟悉散剂的常规质量检查方法。

二、实验指导

散剂是指药物与适宜的辅料经粉碎、均匀混合而制成的干燥粉末状制剂，供内服或外用。按药物性质可分为一般散剂、含毒性成分散剂、含液体成分散剂、含低共熔成分散剂。其外观应干燥、疏松、混合均匀、色泽一致，且装量差异限度、水分及微生物限度应符合规定。一般内服散剂，应通过 5～6 号筛；用于消化道溃疡病的散剂、儿科和外用散剂应通过 7 号筛；眼用散剂则应通过 9 号筛。

散剂的制备工艺流程：粉碎→过筛→混合→分剂量→质量检查→包装。

散剂制法较为简便，但混合操作是制备散剂的关键。目前常用的混合方法有搅拌混合、过筛混合、研磨混合等。混合均匀度是散剂质量的重要指标，含有少量毒性药品及贵重药品的散剂，为保证混合均匀，应采用等量递加法（配研法）混合；对含有少量挥发油及共熔成分的散剂，可用处方中其他固体成分吸收，再与其他成分混合。散剂一般采取密封包装与密闭贮藏，避免贮藏过程中吸潮、变质。

三、仪器与材料

仪器：研钵、天平、药筛等。

材料：麝香草酚、薄荷脑、薄荷油、樟脑、水杨酸、升华硫、硼酸、氧化锌、淀粉、滑石粉、甘草、朱砂、氯化钠、氯化钾、枸橼酸钠、葡萄糖等。

四、实验内容

（一）痱子粉的制备

【处方】麝香草酚　　　　　　0.6g

薄荷脑　　　　　　　0.6g

薄荷油　　　　　　　0.6ml

樟脑　　　　　　　　0.6g

水杨酸　　　　　　　1.4g

升华硫　　　　　　　4.0g

硼酸		8.5g
氧化锌		6.0g
淀粉		10.0g
滑石粉		加至100.0g

【制法】取麝香草酚、薄荷脑、樟脑研磨形成低共熔物，与薄荷油混匀。另将水杨酸、硼酸、氧化锌、升华硫及淀粉分别研细，混匀，用混合细粉吸收共熔物，最后按等量递增法加入滑石粉研匀，使成100g，过七号筛，即得。

【性状】本品为白色粉末；气香。

【用途】散风除湿，清凉止痒。用于汗疹，痱毒。

【注意事项】制备时先将麝香草酚、薄荷脑、樟脑制成低共熔物。

（二）复方枸橼酸钠散的制备

【处方】氯化钠	3.5g
氯化钾	1.5g
枸橼酸钠	2.9g
葡萄糖	20.0g

【制法】称取氯化钠、氯化钾、枸橼酸钠、葡萄糖，分别研细，混合均匀，即得。

【性状】本品为白色粉末。

【用途】用于治疗腹泻呕吐等引起的轻度和中度脱水。

【注意事项】混合时可以采用研磨、过筛或搅拌的方法。

（三）益元散的制备

【处方】滑石粉	30g
甘草	5g
朱砂	1.5g

【制法】将少量滑石粉放于研钵中内先行研磨，使其内壁饱和，再将多余的滑石粉倒出；另将朱砂置研钵中，以等量递增法与滑石粉研匀，倒出；最后取甘草置研钵，再等量递增加入上述混合物研匀，即得。

【性状】本品为浅粉红色的粉末，味甜。

【功能与主治】清暑利湿。用于感受暑湿，身热心烦，口渴喜饮，小便短赤。

【注意事项】朱砂与甘草混合易出现"咬色现象"，故需先将滑石粉与朱砂混匀，再与甘草混合。

五、实验结果与讨论

1. 将痱子粉、复方枸橼酸钠散、益元散的性状检查结果填于表7-1。

表7-1 散剂质量检查结果

药品	性状	均匀度	气味
痱子粉			
复方枸橼酸钠散			
益元散			

2. 分析产品质量情况，讨论影响产品质量的主要实验步骤。

六、思考题

1. 等量递增法的原则是什么？
2. 何谓低共熔？常见的低共熔组分有哪些？
3. 散剂中药物在粉碎时需注意哪些问题？

实验八　片剂的制备及质量检查

一、实验目的

1. 掌握片剂的制备工艺流程及其操作要点。
2. 熟悉片重差异、崩解时限、硬度、溶出度等片剂常规质量检查方法。
3. 熟悉压片机的基本操作方法。

二、实验指导

片剂系指药物与适宜的辅料混匀压制而成的圆片状或异形片状的固体制剂，以口服素片为主，另有含片、舌下片、口腔贴片、咀嚼片、分散片、可溶片、泡腾片、缓释片、控释片、肠溶片、植入片等。

片剂的辅料包括稀释剂、润湿剂与黏合剂、崩解剂、润滑剂等。常用的稀释剂有淀粉、糖粉、糊精、乳糖、可压性淀粉、微晶纤维素、无机盐类、糖醇类，润湿剂有蒸馏水、乙醇，黏合剂有淀粉浆、纤维素衍生物、聚维酮、明胶、聚乙二醇、蔗糖溶液、海藻酸钠溶液等，崩解剂有干燥淀粉、羧甲基淀粉钠、低取代羟丙基纤维素、交联羧甲基纤维素钠、交联聚维酮、泡腾崩解剂等，润滑剂有硬脂酸镁、微粉硅胶、滑石粉、氢化植物油、聚乙二醇类、月桂醇硫酸钠（镁）等，此外片剂的辅料尚有着色剂、矫味剂等。

片剂的制备方法按工艺可分为湿法制粒压片法、干法制粒压片法和粉末直接压片法三种，最常用的是湿法制粒压片法。湿法制粒压片法一般工艺流程为：粉碎→过筛→混合→加入润湿剂、黏合剂、崩解剂→制软材→制湿颗粒→干燥→整粒→加入润滑剂、崩解剂、挥发性成分或其包合物→混合→压片→(包衣)→包装。

压片前一般先制颗粒，制粒是制备片剂的重要工序，可采用挤出制粒、高速搅拌制粒、流化床制粒、喷雾制粒等方法，实验室通常采用挤出制粒的方式。

制成的片剂应进行质量检查，除性状外通常检查重量差异、崩解时限、脆碎度和溶出度等。《中国药典》要求，凡规定检查含量均匀度的片剂，一般不再进行重量差异检查；凡规定检查溶出度、释放度的片剂，不再进行崩解时限检查。

三、仪器与材料

仪器：乳钵、烧杯、托盘天平、电炉、搪瓷盘、尼龙筛、药筛、量筒、试剂瓶、滴管、洗耳球、一次性注射器、移液管、容量瓶、粉碎机、烘箱、单冲压片机、片剂硬度计、片剂崩解仪、分析天平、脆碎度检查仪、药物溶出仪、紫外可见分光光度计、石英比色皿、温度计、擦镜纸、微孔滤膜、镊子、吹风机等。

材料：乙酰水杨酸、淀粉、酒石酸、滑石粉、对乙酰氨基酚、聚山梨酯80、硬脂酸镁、盐酸、氢氧化钠、乙醇、纯化水等。

四、实验内容

（一）乙酰水杨酸片的制备

【处方】
乙酰水杨酸	30g
淀粉	3g
酒石酸	0.2g
淀粉浆（15%）	适量
干淀粉	4g
滑石粉	5%
蒸馏水	适量
共制成	100片

【制法】取乙酰水杨酸，粉碎，过80目筛；取酒石酸溶于少量蒸馏水中；取乙酰水杨酸细粉、淀粉混匀，加入酒石酸的水溶液，加适量淀粉浆制成软材，过14～16目筛制粒，湿颗粒于40～50℃干燥，干颗粒过14目筛整粒，将此颗粒与干淀粉和滑石粉混匀后压片，即得。

【性状】本品为白色片剂。

【用途】解热镇痛药。主要用于发热、疼痛及类风湿关节炎等。

【注意事项】

（1）本品用15%淀粉浆作黏合剂，淀粉浆制法：①煮浆法：取淀粉徐徐加入全量的水，不断搅匀，避免结块，加热并不断搅拌至沸，放冷即得。②冲浆法：取淀粉加少量冷水，搅匀，然后冲入一定量的沸水，不断搅拌，至成半透明糊状。此法适宜小量制备。

在实验室中配制淀粉浆，若用直火时，需不停搅拌，防止焦化而使压片时片面产生黑点。淀粉浆的糊化程度以呈乳白色为宜，制粒干燥后，颗粒不易松散。加淀粉浆的温度，以温浆为宜，温度太高不利药物稳定，并易使崩解剂淀粉糊化而降低崩解作用，太低则不易分散均匀。

（2）制粒时黏合剂用量应适宜，软材以"手握成团、轻压即散"为度。制好的湿颗粒应及时干燥。

（3）乙酰水杨酸在润湿状态下遇铁器易变色，呈淡红色。因此，宜尽量避免铁器，过筛时宜用尼龙筛网，并应迅速干燥。

（二）对乙酰氨基酚片的制备

【处方】
对乙酰氨基酚	20g
淀粉	15g
聚山梨酯80	0.5g
淀粉浆（15%）	适量
硬脂酸镁	1%
95%乙醇	适量
共制	100片

【制法】取聚山梨酯80，溶于15ml乙醇中，加入淀粉，搅拌均匀，于70℃干燥，过100目筛，备用。取对乙酰氨基酚细粉，加入15%淀粉浆适量，制成软材，过16目筛制粒，湿粒在60℃干燥，干颗粒过16目筛整粒，与上述聚山梨酯淀粉细粉混匀，再加入硬脂酸镁，混匀，压片。

【性状】本品为白色片剂。

【用途】解热镇痛药。用于普通感冒或流行性感冒引起的发热，也用于缓解轻至中度疼痛，如头痛、关节痛、偏头痛、牙痛、肌肉痛、神经痛、痛经等。

【注意事项】

（1）硬脂酸镁为疏水性润滑剂，用量不宜过大，否则影响片剂的崩解，一般用量为 0.3% ~ 1%。

（2）聚山梨酯 80 是表面活性剂，在该制剂中作为崩解辅助剂。

（三）片剂的质量检查

【性状】应完整光洁，色泽均匀，有适宜的硬度。

【重量差异】照现行版《中国药典》片剂项下重量差异检查法检查。取片剂 20 片，精密称定各片的重量，并计算出总重量和平均片重。每片重量与平均片重相比较，超出重量差异限度（平均片重小于 0.3g 者 ±7.5%，平均片重 0.3g 以上者 ±5.0%）的药片不得多于 2 片，并不得有 1 片超出限度一倍。

【崩解时限】照现行版《中国药典》崩解时限检查法检查。取片剂 6 片，分别置于吊篮的玻璃管中进行检查，应在 15 分钟内全部崩解，如有 1 片不能完全溶散，应另取 6 片复试，均应符合规定。

【脆碎度】照现行版《中国药典》脆碎度检查法检查。取片剂适量（片重为 0.65g 及以下者，取若干片使其总重量约为 6.5g；片重大于 0.65g 者取 10 片），用吹风机吹去脱落的粉末，精密称重，置圆筒中，转动 100 次。取出，同法除去粉末，精密称重，减失的重量不得超过 1%。如减失重量超过 1% 时，应复验 2 次，3 次的平均减失重量不得超过 1%，并不得检出断裂、龟裂及粉碎的片。

【溶出度测定】照现行版《中国药典》片剂溶出度测定法检查。取本品 6 片，以稀盐酸 24ml 加水至 1000ml 为溶出介质，转速为每分钟 100 转，依法操作，经 30 分钟时，取滤液滤过，精密量取续滤液适量，用 0.04% 氢氧化钠溶液稀释成每 1ml 中含对乙酰氨基酚 5 ~ 10μg 的溶液，照紫外 – 可见分光光度法在 257nm 的波长处测定吸光度，按 $C_8H_9NO_2$ 的吸收系数（$E_{1cm}^{1\%}$）为 715 计算每片溶出量，限度为标示量的 80%，应符合规定。

在溶出度测定时应注意：转篮旋转时要求摆动幅度不得超过 ±1.0mm；每只溶出杯里的介质温差不超过 0.5℃；介质应脱气处理后使用，加入溶出杯中介质的体积误差率不大于 1%；应在仪器开启的情况下取样，取样时，自取样至过滤应在 30 秒内完成。

五、实验结果与讨论

1. 将乙酰水杨酸片及对乙酰氨基酚片检查结果填于表 8 – 1。

表 8 – 1　乙酰水杨酸片及对乙酰氨基酚片质量检查结果

制剂	乙酰水杨酸片	对乙酰氨基酚片
性状		
重量差异		
崩解时限		
脆碎度		
溶出度测定		

2. 乙酰水杨酸片处方中加入酒石酸的目的是什么？

六、思考题

1. 片剂的辅料有哪些？

2. 崩解剂的作用机理有哪些?

3. 压片前制颗粒时应注意哪些问题?

4. 常用的制颗粒方法有哪些?

实验九　滴丸剂的制备

一、实验目的

1. 掌握滴丸成型的原理及基本操作。

2. 熟悉滴丸剂的质量检查方法。

二、实验指导

滴丸系指固体或液体药物与适宜的基质加热熔融后,滴入不相混溶的冷凝液中,由于表面张力的作用使液滴收缩冷凝而成的球状制剂。

滴丸的基质有水溶性与非水溶性两大类,常用的水溶性基质有聚乙二醇(PEG)类,以 PEG 4000 或 PEG 6000 为宜,其熔点低(55~60℃),毒性小,化学性质稳定(在 100℃ 以上分解),能与多数药物配伍,具有良好的水溶性,能使难溶性药物以分子状态分散于载体中。在溶剂蒸发过程中,黏度逐渐增大,可阻止药物分子聚集。常用的非水溶性载体有虫蜡、硬脂酸、单硬脂酸甘油酯等,可使药物缓慢释放,也可用于水溶性载体中以调节熔点。

滴丸的制备工艺为:

药物 + 基质→熔融→滴制(保温)→冷却→洗丸→干燥→质检→包装

三、仪器与材料

仪器:天平、蒸发皿、恒温水浴锅、滴丸装置、胶头滴管、温度计、滤纸、脱脂棉、玻璃棒等。

材料:氯霉素、聚乙二醇 6000、苏合香、冰片、液体石蜡等。

四、实验内容

(一)氯霉素滴丸的制备

【处方】氯霉素　　　　　　　　　1.7g

　　　　PEG 6000　　　　　　　　3.4g

【制法】取氯霉素与 PEG 6000 置于蒸发皿中,水浴加热至熔融,搅拌均匀,80℃保温,加入滴注器中,滴入液体石蜡冷却剂中,冷凝成丸。取出滴丸,摊在滤纸上,吸去滴丸表面的液体石蜡(必要时可用乙醇洗涤),自然干燥,即得。

【性状】本品为淡黄色或黄色圆球形滴丸。

【用途】具有抗菌消炎作用,用于治疗化脓性中耳炎。

【注意事项】滴丸滴制时熔融药液的温度应不低于80℃,否则药液在滴口处易凝固,难以滴下,同时应尽可能保持恒温,使滴丸大小均匀。

(二)苏冰滴丸

【处方】苏合香　　　　　　　　　　1.0g

冰片	2.0g
PEG 6000	7.0g

【制法】将 PEG 6000 置蒸发皿中，水浴加热至全部熔融，加入苏合香、冰片，搅拌至溶解，90℃保温，滴入 10～15℃ 的液体石蜡中，冷凝成丸，取出滴丸，摊在纸上，吸去滴丸表面的液体石蜡，即得。

【性状】本品为淡黄色滴丸，气芳香，味辛、苦。

【用途】芳香开窍，理气止痛。用于冠心病胸闷、心绞痛等。

【注意事项】冰片与基质混匀前应研细，必要时可加少许乙醇共研，保证滴丸的光滑度。

（三）滴丸的质量检查

【重量差异】照现行版《中国药典》重量差异检查法检查。取滴丸 20 丸，精密称定总重量，求得平均丸重后，再分别精密称定每丸的重量。每丸重量与平均丸重相比较，超出限度（0.03g 以下或 0.03g 者 ±15%，0.03g 以上至 0.3g 者 ±12%，0.3g 以上至 0.1g 者 ±10%，0.3g 以上者 ±7.5%）的不得多于 2 丸，并不得有 1 丸超出限度一倍。

【溶散时限】照现行版《中国药典》溶散时限检查法检查。取滴丸 6 粒，分别置于吊篮的玻璃管中，加挡板，启动崩解仪进行检查，应在 30 分钟内全部溶散，如有 1 粒不能完全溶散，应另取 6 粒复试，均应符合规定。

五、实验结果与讨论

1. 将氯霉素滴丸、苏冰滴丸质量检查结果填于表 9-1。

表 9-1　氯霉素滴丸、苏冰滴丸检查结果

制剂	氯霉素滴丸	苏冰滴丸
性状		
重量差异		
溶散时限		

2. 操作中哪些因素可以影响实验结果？

六、思考题

1. 滴丸制备中应注意哪些问题？怎样进行质量控制？
2. 如何选择滴丸的基质与冷凝液？
3. 滴丸速效作用机制有哪些？

实验十　膜剂的制备

一、实验目的

1. 掌握实验室制备膜剂的方法和操作注意事项。
2. 熟悉膜剂常用成膜材料的性质和特点。

二、实验指导

膜剂是指将药物溶解或均匀分散于成膜材料中制成的薄膜状剂型。通常厚度为0.1～0.2mm，面积依临床应用部位而有差别。可供内服（如口服、口含、舌下），外用（如皮肤、黏膜），腔道用（如阴道），植入或眼用等。根据结构分类，膜剂有单层膜、多层膜、夹心膜等。

膜剂成型主要取决于成膜材料。常用的成膜材料，天然高分子材料有明胶、阿拉伯胶、琼脂、海藻酸及其盐、纤维素衍生物等；合成高分子材料有丙烯类、乙烯类高分子聚合物，如聚乙烯醇（PVA）、聚乙烯醇缩乙醛、聚乙烯吡咯烷酮（PVP）、乙烯–醋酸乙烯共聚物（EVA）及丙烯酸树脂类等。其中最常用的成膜材料是PVA，由聚醋酸乙烯酯类经醇解而得。PVA的性质主要由其分子量和醇解度决定，分子量越大，水溶性越差，但水溶液的黏度越大，成膜性能越好。国内应用的多为PVA05–88和PVA17–88两种规格，平均聚合度分别为500和1700。前者聚合度小，则分子量小，水中溶解度大而黏度较小。后者分子量大，因而水中溶解度较小而黏度较大。该两种规格醇解度均为88%，一般认为此时水溶性最好，在温水中能很快溶解。

膜剂处方中除主药和成膜材料外，一般还需加入增塑剂、表面活性剂、填充剂，着色剂等附加剂，制备时需根据成膜材料性质加入适宜的脱膜剂，如以PVA为膜材时，脱膜剂可采用液体石蜡。

膜剂的制备一般采用涂膜法，工艺流程为：配制成膜材料浆液→加入药物、附加剂混匀→脱泡→涂膜→干燥→脱膜→质检→分剂量→包装。

膜剂制备时常见的问题及产生的原因有：干燥温度太高或玻璃板等未洗净、未涂润滑剂导致药膜不易剥离；开始干燥温度太高会导致药膜表面有不均匀气泡；油的含量太高以及成膜材料选择不当使得药膜走油；固体成分含量太高使得药粉从药膜上"脱落"；增塑剂太少或太多会导致药膜太脆或太软；未经过滤或溶解的药物从浆液中析出结晶会导致药膜中有粗大颗粒；浆液久置、药物沉淀以及不溶性成分粒子太大导致药膜中药物含量不均匀。

三、仪器与材料

仪器：恒温水浴锅、研钵、玻璃板、烘箱、玻璃棒等。

材料：甲硝唑、PVA（17–88）、甘油、硝酸钾、CMC–Na、聚山梨酯80、糖精钠、蒸馏水等。

四、实验内容

（一）甲硝唑口腔溃疡膜的制备

【处方】
甲硝唑	0.3g
PVA（17–88）	5.0g
甘油	0.3g
蒸馏水	50ml

【制法】取PVA、甘油、蒸馏水，搅拌浸泡溶胀后于90℃水浴上加热使溶解，趁热用80目筛网过滤，滤液放冷后加甲硝唑，搅拌使溶解，放置一定时间除气泡，然后倒在玻璃板（预先涂少量液体石蜡）上用刮板法制膜，于80℃干燥后切成1cm²的小片，包装即得。

【注意事项】

（1）PVA在浸泡溶胀时应加盖，以免水分蒸发，难以充分溶胀。溶解后应趁热过滤，除去杂质，放冷后不易过滤。

（2）药物与胶浆混匀后应静置除去气泡，涂膜时不宜搅拌，以免形成气泡。除气泡后应及时制膜，久置后，药物易沉淀，使含量不均匀。

（二）硝酸钾牙用膜剂的制备

【处方】
硝酸钾	1.5g
CMC – Na	3.0g
聚山梨酯80	0.3g
甘油	0.3g
糖精钠	0.1g
蒸馏水	适量

【制法】取 CMC – Na 加蒸馏水 60ml 浸泡，放置过夜，次日于水浴上加热溶解，制成胶浆。另取甘油、聚山梨酯 80 混匀，加硝酸钾、糖精钠、蒸馏水 5ml，必要时加热溶解，在搅拌下倒入胶浆内，于 40℃保温除泡，制膜，80℃烘干，即得。

【注意事项】

（1）成膜材料 CMC – Na 在水中浸泡时间必须充分，保证充分溶胀；水浴溶解时温度不宜超过 40℃。

（2）硝酸钾应完全溶解于水中后再与胶浆混匀，且制膜后应立即烘干，以免硝酸钾析出结晶，造成药膜中有粗大结晶及药物含量不均匀。

五、实验结果与讨论

1. 将性状检查实验结果记录于表 10 – 1 中。

表 10 – 1 膜剂性状检查结果

名称	外观
甲硝唑口腔溃疡膜	
硝酸钾牙用膜剂	

2. 试根据实验结果分析 PVA17 – 88 与 CMC – Na 的成膜性能差异。

六、思考题

1. 小量制备膜剂时，常用哪些成膜方法？其操作要点有哪些？

2. 膜剂处方中各种辅料的作用是什么？

3. 膜剂制备时，如何防止气泡的产生？

实验十一 软膏剂的制备与体外释药速率测定

一、实验目的

1. 掌握不同类型基质软膏剂的制备方法及注意事项。

2. 掌握软膏剂药物释放速率的测定方法，比较不同基质对药物释放的影响。

二、实验指导

软膏剂系指药物与适宜基质混合制成的均匀膏状的半固体外用制剂。基质为软膏剂的主要成分，发挥赋形和药物载体的作用，对软膏的性状、药物释放及吸收均有重要影响。基质根据其组成可分为三类。

（1）油脂性基质 主要包括动植物油脂类、类脂类及烃类。其中除凡士林可单独用作软膏基质外，其他如液体石蜡、固体石蜡、羊毛脂等常混合使用以制得适宜稠度基质的软膏剂。

（2）乳剂型基质 由水相、油相借助乳化剂的乳化作用形成的基质，用其制备的软膏剂也称乳膏剂。油相常采用油脂性基质中液体、半固体或固体成分混合而成，水相为蒸馏水或药物水溶液及水溶性附加剂。乳化剂分为水包油（O/W）型和油包水（W/O）型两大类，前者常用钠皂、三乙醇胺皂类、脂肪醇硫酸（酯）钠和聚山梨酯类，后者有钙皂、羊毛脂、单硬脂酸甘油酯、脂肪醇等，可分别制得 O/W 型和 W/O 型乳膏基质。

（3）水溶性基质 主要由天然或合成的纤维素衍生物类、聚乙二醇类和聚丙烯酸类等水溶性高分子材料组成。

软膏剂中除基质以外，还可根据具体情况，加入透皮吸收促进剂、保湿剂、抗氧剂、防腐剂等附加剂。

软膏剂的制备可根据药物和基质性质的不同，选择研和法、熔合法、乳化法。

（1）研和法 是将药物粉碎后，加入少量基质或适宜液体研磨使混合均匀，再递加其余基质，研匀即得。此法适用于不耐热药物及半固体、液体成分基质的软膏剂制备。

（2）熔合法 是先将基质加温熔化，再根据药物溶解性的不同，分别以固体粉末或溶液状态分次加入，边加边搅拌，直至冷却定形即得。此法适用于固体药量较多和常温下不能混匀的多熔点成分基质的软膏剂制备。

（3）乳化法 是制备乳膏剂的专用方法，先将油溶性成分加热熔化，另将水溶性成分溶于水中，加热至油相相同或略高温度，乳化即可。其中药物的加入需根据其溶解性，先分别溶解于油相或水相中，再进行两相乳化混合，而对于在油、水两相中均不溶的药物，则需先粉碎成 100~120 目的粉末，待基质形成后再分散于其中。

软膏剂的质量评价主要包括性状、稠度、酸碱度、释药性能、粒度、刺激性和稳定性等项目。软膏剂应均匀、细腻、稠度适宜，易于涂布，对皮肤和黏膜无刺激性，无酸败、变色、变硬、油水分离等变质现象。软膏中药物需从基质中释放后，才能与皮肤或黏膜接触发挥药效，因此，释药性能是影响软膏剂有效性的重要指标之一。软膏剂的释药性能主要依赖于药物本身性质，但基质在一定程度上也会产生影响。一般而言，水溶性基质和乳剂型基质中药物释放最快，烃类基质中药物的释放最差。因此，可根据药物性质，选择不同的基质处方，以制得适宜释药性能的软膏剂。

软膏剂的释药性能，可通过测定软膏剂中药物透过无屏障性半透膜到释放介质的速度来评定，也可采用凝胶扩散法和离体皮肤法来评定，其释药性能一般遵循 Higuchi 公式，即药物的累积释放量与时间 t 的平方根成正比，即 $M = kt^{1/2}$。

三、仪器与材料

仪器：烧杯、研钵、水浴锅、移液管、容量瓶、试管、软膏板、软膏刀、直尺等。

材料：白凡士林、液体石蜡、硬脂醇、固体石蜡、月桂醇硫酸钠、羟苯乙酯、甘油、单硬脂酸甘油酯、蜂蜡、聚山梨酯 80、司盘 80、羧甲基纤维素钠、水杨酸、水杨酸对照品、氯化钠、氯化钾、氯化钙、琼脂、三氯化铁、蒸馏水等。

四、实验内容

（一）油脂性基质的制备

【处方】
白凡士林	10g
液体石蜡	2.5g

【制法】按处方取白凡士林与液体石蜡于软膏板上，混合均匀，即得。

【注意事项】气温变化可导致基质稠度改变，可通过适当增减液体石蜡用量以调节。

（二）乳剂型基质的制备

1. O/W 型乳剂型基质的制备

【处方】
硬脂醇	1.8g
白凡士林	2.0g
液体石蜡	1.3ml
月桂醇硫酸钠	0.2g
羟苯乙酯	0.02g
甘油	1.0g
蒸馏水	13.7ml

【制法】称取处方量油相成分（硬脂醇、白凡士林和液体石蜡）置烧杯中，水浴加热至 70～80℃ 使其熔化；称取处方量水相成分（月桂醇硫酸钠、羟苯乙酯、甘油和蒸馏水）置另一个烧杯中，水浴加热至 70～80℃；在搅拌下将水相溶液以细流状加入油相溶液中，水浴上继续保持恒温并搅拌几分钟，从水浴上取下，室温下不断搅拌至冷凝，即得。

2. W/O 型乳剂型基质的制备

【处方】
单硬脂酸甘油酯	6.0g
白凡士林	2.0g
聚山梨酯 80	0.4g
蜂蜡	2.0g
液体石蜡	10g
固体石蜡	2.0g
司盘 80	0.8g
羟苯乙酯	0.04g
蒸馏水	16.8ml

【制法】称取处方量油相成分（单硬脂酸甘油酯、白凡士林、蜂蜡、液体石蜡、固体石蜡和司盘 80）置烧杯中，水浴加热至 80℃，使其熔化；称取处方量水相成分（聚山梨酯 80、羟苯乙酯和蒸馏水）置另一个烧杯中，水浴加热至 80℃；在搅拌下将水相溶液缓缓加入油相溶液中，水浴上恒温搅拌几分钟，再从水浴上取下，室温下不断搅拌至冷凝，即得。

【注意事项】制备过程中注意控制温度。

（三）水溶性基质的制备

【处方】
羧甲基纤维素钠	1.2g

甘油	3.0g
羟苯乙酯	0.04g
蒸馏水	15.8ml

【制法】取处方量羧甲基纤维素钠于研钵中，加处方量甘油研磨均匀；将处方量羟苯乙酯溶于12ml蒸馏水中，再将该水溶液缓缓加入研钵，研磨均匀，加剩余蒸馏水，研磨均匀，即得。

【注意事项】羧甲基纤维素钠粉末不能直接加入水中溶解，需先用甘油研磨充分分散后再加水溶解，否则易成团而不易分散，影响基质均匀性。

（四）5%水杨酸软膏剂的制备

【处方】

| 水杨酸细粉 | 0.5g |
| 不同类型基质 | 9.5g |

【制法】

（1）水杨酸油脂性软膏的制备：称取水杨酸细粉0.5g置研钵中，分次加入油脂性基质9.5g，研匀，即得。

（2）水杨酸乳膏的制备：称取水杨酸细粉0.5g置研钵中，分次加入 O/W 型或 W/O 型乳剂型基质9.5g，研匀，即得。

（3）水杨酸水溶性软膏的制备：称取水杨酸细粉0.5g置研钵中，分次加入水溶性基质9.5g，研匀，即得。

【注意事项】

（1）水杨酸需先粉碎，过100目筛。

（2）水杨酸软膏配制过程中避免接触金属器皿。

（五）软膏剂释药性能的测定

1. 林格溶液的配制

【处方】

氯化钠	1.70g
氯化钾	0.06g
氯化钙	0.066g
蒸馏水	适量

【制法】取氯化钠、氯化钾、氯化钙溶于适量蒸馏水中，加水定容至200ml即得。

2. 配制含三氯化铁试液的琼脂基质

【处方】

琼脂	4g
林格溶液	200ml
三氯化铁试液	5ml

【制法】称取琼脂，加林格溶液200ml，沸水加热熔化20分钟，趁热过滤，再加入三氯化铁试液（0.9→10），趁热等量分装于4支试管中，使液面距试管口约1.5cm，自然冷却后备用。

3. 不同类型软膏基质的体外释药试验 取前述制得的4种水杨酸软膏，分别紧密填充于盛有琼脂基质的试管中，使软膏与基质表面紧贴而无气泡，各管装量一致，记录时间，分别于加样后1、3、5、13、16、19和24小时等不同时间点测量并记录试管中色区的长度 L（mm）。扩散距离与时间的关系可用 Lockie 经验式表示：

$$L^2 = kt \tag{11-1}$$

式中，L 为扩散距离（mm），t 为扩散时间（h），k 为扩散系数（mm^2/h），以不同时间色层长度的平方

（L^2）对扩散时间（t）作图，可得到一条直线，直线的斜率为 k，k 值反映了软膏中释放药物能力的大小。

五、实验结果与讨论

1. 对不同基质水杨酸软膏的均匀性、细腻度、黏稠性及涂布性进行描述。

2. 记录 4 种水杨酸软膏在不同时间点试管中色区的长度，并以不同时间色层长度的平方（L^2）对扩散时间（t）分别作图，获取直线斜率 k（表 11 - 1）。

表 11 - 1　水杨酸软膏性状与释药性能的测定结果

水杨酸软膏样品	性状	扩散距离（mm）							k（mm²/h）
		1h	3h	5h	13h	16h	19h	24h	
油脂性基质									
O/W 型乳膏									
W/O 型乳膏									
水溶性基质									

3. 讨论

（1）对比不同基质制备所得软膏的性状，讨论各基质对软膏均匀性、细腻度、黏稠性及涂布性等的影响及其原因。

（2）对比不同基质制备所得水杨酸软膏释药曲线的 k 值，讨论各基质对软膏释药性能的影响及其原因。

六、思考题

1. 对比油脂性、乳剂型和水溶性软膏基质的作用特点。
2. 软膏剂制备过程中如何选择适宜的药物加入方法？
3. 影响药物从软膏基质中释放的因素有哪些？
4. 影响软膏剂外观性状的因素有哪些？

实验十二　栓剂的制备及置换价的测定

一、实验目的

1. 掌握热熔法制备栓剂的流程及操作要点。
2. 熟悉置换价测定方法及应用，栓剂质量评价的方法。

二、实验指导

栓剂是指药物与适宜基质均匀混合后制成的具有一定形状的专供腔道给药的固体制剂，常温下为固体，纳入腔道后应能迅速溶解或软化。根据栓剂中药物吸收特点，栓剂可以发挥局部作用和全身作用。临床常用的栓剂主要有直肠栓和阴道栓，另外尚有尿道栓、耳用栓、鼻用栓等，其中使用最广泛的是直肠栓和阴道栓。根据使用腔道不同，栓剂常制成鱼雷形、圆锥形、圆柱形、球形、卵形、鸭嘴形等。

　　栓剂主要由药物和基质组成，根据需要可加入适量附加剂。药物要求能溶于基质或均匀混悬于基质中，除另有规定外，应为 100 目以上的粉末。基质可分为油脂性基质与水溶性基质两类。油脂类基质常用可可豆脂、半合成或全合成脂肪酸甘油酯等。水溶性基质常用品种有甘油明胶、聚乙二醇、泊洛沙姆、聚氧乙烯单硬脂酸酯类。栓剂根据需要可加入硬化剂、增稠剂、吸收促进剂、抗氧剂和防腐剂等。

　　栓剂的制备方法主要有热熔法、冷压法和搓捏法三种，其中热熔法最为常用。热熔法制备栓剂的工艺流程为：

　　基质→融化→药物混合→注入栓模→冷却→削平→脱模→质检→包装

　　在制备过程中，为了使栓剂冷却后易于从栓模中推出，在注入前应涂适量润滑剂。润滑剂的性质应该与基质性质相反，水溶性基质涂油溶性润滑剂，如液体石蜡或植物油等；油溶性基质涂水溶性润滑剂，如软皂乙醇液（软皂、甘油各 1 份及 90% 乙醇 5 份混合而成）。

　　置换价（displacement value，DV）指主药的重量与同体积基质重量的比值。通常情况下，同一模型容积是相同的，但制成的栓剂质量则随基质与药物密度的不同而有差异，为了确定不同栓剂基质用量，保证药物剂量的准确，常需测定药物的置换价。因此，对于药物与基质的密度相差较大及药物含量较高的栓剂，置换价的测定显得尤为重要。可用公式（12 - 1）计算药物对基质的置换价。

$$DV = \frac{W}{G - (M - W)} \qquad (12 - 1)$$

式中，W 为每枚栓剂中主药的重量；G 为每枚纯基质栓剂的重量；M 为每枚含药栓剂的重量。

　　根据上式求得的置换价，求算出每枚栓剂中应投料的基质质量（x）为：

$$x = G - \frac{y}{DV} \qquad (12 - 2)$$

式中，y 为处方中药物的剂量。

　　现行版《中国药典》规定，栓剂在生产和贮存期间应符合以下有关规定：外形完整光滑；纳入腔道后应无刺激性，应能融化、软化或溶化，并与分泌液混合，逐渐释放出药物，产生局部或全身治疗作用；应有适宜的硬度，并应做重量差异和融变时限等多项检查。

三、仪器与材料

　　仪器：烧杯、玻璃棒、水浴锅、栓模、栓剂融变时限测定仪、量筒、电子天平等。

　　材料：乙酰水杨酸、吲哚美辛、甘油、硬脂酸、氢氧化钠、半合成脂肪酸甘油酯、聚氧乙烯（40）单硬脂酸酯、液体石蜡、蒸馏水等。

四、实验内容

（一）置换价的测定

以乙酰水杨酸为模型药物，用半合成脂肪酸甘油酯为基质进行置换价测定。

1. 纯基质栓的制备

【处方】半合成脂肪酸甘油酯　　　　　　　　　　　10g

【制法】取半合成脂肪酸甘油酯 10g 置干燥烧杯中，于水浴上加热，待 2/3 基质熔化时停止加热，搅拌使全熔，待基质呈黏稠状态时，倾入预先涂有软皂乙醇液的栓模中，冷却至完全固化，削去栓模上溢出部分，脱模，得到完整的纯基质栓数枚，称重，每枚纯基质的平均重量为 G（g）。

2. 含药栓（乙酰水杨酸栓）的制备

【处方】

半合成脂肪酸甘油酯	6g
乙酰水杨酸	3g

【制法】取半合成脂肪酸甘油酯 6g，置干燥烧杯中，于水浴上加热，待 2/3 基质熔化时停止加热，搅拌使全熔；称取乙酰水杨酸粉末（100 目）3g，分次加入已熔化的基质中，搅拌使药物分散均匀，待混合物呈黏稠状态时，倾入预先涂有软皂乙醇液的栓模中，冷却至完全固化，削去栓模上溢出部分，脱模，得到完整的含药栓数枚，称重，每枚含药栓的平均质量为 $M(g)$，每枚栓剂含药量 $W = M \cdot X\%$，$X\%$ 为栓剂含药百分量。

【计算】将上述得到的 G、M、W 代入公式（12 – 1），计算乙酰水杨酸对半合成脂肪酸甘油酯的置换价。

（二）吲哚美辛栓的制备

【处方】

吲哚美辛（100 目）	1g
聚氧乙烯（40）单硬脂酸酯	16g

【制法】取聚氧乙烯（40）单硬脂酸酯置烧杯中，置于 60℃ 水浴上加热熔化，搅拌均匀，加入吲哚美辛，搅拌使药物分散均匀，待混合物呈黏稠状态时，倾入预先涂有液体石蜡的栓模中，冷却至完全固化，削去栓模上溢出部分，脱模，质检，包装，即得。

【性状】本品为白色或淡黄色栓。

【用途】解热镇痛非甾体抗炎药。用于急、慢性风湿性关节炎、痛风性关节炎及癌性疼痛，也可用于滑囊炎、腱鞘炎及关节囊炎等，还可用于胆绞痛、输尿管结石症引起的绞痛，对偏头痛也有一定疗效，也可用于月经痛。

【注意事项】

（1）注模时应注意混合物的温度，温度太高，混合物稠度小，栓剂易发生中空和顶端凹陷，应在混合物稠度较大时注模，灌至模口稍有溢出为度，且要一次完成。

（2）注模前要涂润滑剂以利于脱模，油脂性基质选择的润滑剂为软皂：甘油：90% 乙醇 = 1：1：5。

（3）注模后要对栓模进行适当敲振，使其填充密实。

（三）甘油栓的制备

【处方】

甘油	10g
硬脂酸	0.8g
氢氧化钠	0.12g
蒸馏水	1.4ml

【制法】称取甘油置烧杯中，水浴加热（100℃），加入研细的硬脂酸、氢氧化钠和水，不断搅拌使其溶解，继续于 85~95℃ 保温至澄清，倾入预先涂有液体石蜡的栓模中，冷却至完全固化，削去栓模上溢出部分，脱模，质检，包装，即得。

【性状】本品为白色或几乎无色的透明或半透明栓。

【用途】润滑性泻药。

【注意事项】

（1）制备甘油栓时，水浴要保持沸腾，硬脂酸细粉应少量分次加入，与碱充分反应后，直至溶液澄明才能停止加热；产生的二氧化碳须除尽，否则所得的栓剂内含有气泡，影响美观。

（2）注模前应将栓模预热，注模后缓缓冷却，冷却太快会影响栓剂质量。

（四）栓剂的质量检查

【外观】检查上述制备的栓剂外观是否完整，表面亮度是否一致，有无斑点和气泡。将栓剂纵向剖开，观察药物分散是否均匀。

【重量差异】照现行版《中国药典》栓剂项下重量差异检查法进行。取栓剂 10 粒，精密称定总重量，计算平均重量，再分别精密称定各粒的重量。每粒重量与平均粒重相比较，超出重量差异限度（平均粒重 1.0g 及 1.0g 以下者 ±10%，1.0g 以上至 3.0g 者 ±7.5%，3.0g 以上者 ±5.0%）的不得多于 1 粒，并不得超出限度一倍。

【融变时限】照现行版《中国药典》融变时限检查法检查。取栓剂 3 粒，在室温放置 1 小时后，进行检查。脂肪性基质的栓剂应在 30 分钟内全部融化、软化或触压时无硬心；水溶性栓剂应在 60 分钟内全部溶解。

五、实验结果与讨论

（一）实验结果

1. 根据置换价计算公式计算乙酰水杨酸对半合成脂肪酸甘油酯的置换价。
2. 栓剂的各项质量检查结果记录于表 12 – 1。

表 12 – 1　栓剂质量检查结果

名称	外观	重量（g）	重量差异	融变时限（min）
乙酰水杨酸栓				
吲哚美辛栓				
甘油栓				

（二）讨论

1. 讨论不同基质栓剂制备过程中控制不同温度的原因。
2. 在栓剂制备过程中，如何保证药物与基质混合均匀？
3. 比较各组实验制品的外观形状，观察是否有气泡，分析原因。

六、思考题

1. 热熔法制备栓剂时，注模应注意哪些问题？如何避免栓剂中产生气泡？
2. 甘油栓的制备原理是什么？操作时应注意哪些要点？
3. 栓剂在选择基质时主要考虑哪些因素？

实验十三　中药浸出制剂的制备

一、实验目的

1. 掌握煎煮法、渗漉法、水蒸气蒸馏法及水提醇沉法的操作方法及适用范围。
2. 熟悉影响中药浸出制剂质量的因素。

二、实验指导

浸提系指用适当的溶剂和方法，从药材中将可溶性有效成分浸出的过程。浸提过程包括浸润与渗透、解吸与溶解、扩散等相互联系的几个阶段。浸提溶剂对浸提效果有显著影响，其对有效成分应有较大的溶解度，而对无效成分溶解度较小或不溶，且安全无毒，价廉易得。常用的浸提溶剂有水和不同浓度的乙醇等。除了浸提溶剂的影响外，药材的粉碎度、溶剂的 pH 以及浸提方法、温度、时间等与浸提效果也有密切的关系。常用的浸提方法有煎煮法、浸渍法、渗滤法、回流法、水蒸气蒸馏法等。

1. 煎煮法 系指用水作溶剂，加热煎煮浸提药材成分的方法。适用于有效成分能溶于水，且对湿、热较稳定的药材。大批量中药煎煮生产上常用多功能提取罐，实验室少量制备宜用烧杯、不锈钢锅等。

2. 浸渍法 系指用定量的溶剂，在一定温度下，将药材浸泡一定时间，以提取药材成分的一种静态浸出方法。该法适用于无组织结构的药材、黏性药材、易于膨胀及新鲜和某些芳香性药材，不适用于贵重药材、毒剧药材。通常用白酒或不同浓度的乙醇作溶剂。浸渍过程中容器应密闭加盖，并定期搅拌。根据浸提温度和浸渍次数可分为常温浸渍法、加热（40～60℃）浸渍法和多次浸渍法。

3. 渗滤法 系指在渗滤器内药材粗粉的上面不断添加浸提溶剂，使其自上而下渗过药材粗粉而从下部流出浸提液的动态浸出方法。该法有效成分浸出完全，溶剂利用率高，浸提效果优于浸渍法，尤其适用于贵重药材、毒剧药材及高浓度制剂，也可用于有效成分含量较低的药材的提取。

4. 回流法 系指用乙醇等易挥发性的有机溶剂浸提药材成分，将浸出液加热蒸馏，馏出的挥发性溶剂经冷凝重复流回至浸出器中，直至有效成分被完全提取的方法。该法浸提溶媒可循环使用，尤其是回流冷浸法（如索氏提取器提取）浸提溶媒还可自行不断更新，但不适于含热敏性有效成分药材的浸提。

5. 水蒸气蒸馏法 系将含有挥发性成分的药材加水或通水蒸气共蒸馏，使挥发性成分随水蒸气一并馏出，进而使油水分离的一种提取方法。该法主要用于挥发油的提取，药材含油量较高者可直接分离得到挥发油，含量较低者可制得露剂或芳香水剂。蒸馏前药材一般应先行润湿或适当浸泡，以提高提取效率。

为去除杂质，减小服用剂量，提高疗效，增加制剂稳定性及便于制剂成型，中药浸提液常需进一步分离和精制。提取液中固体与液体的分离方法主要有滤过分离法、离心分离法和沉降分离法。可根据实际条件及剂型要求酌情选用。常用精制方法有水提醇沉法、醇提水沉淀法、酸碱法、大孔树脂吸附法等，应根据浸提液的性质选用。

中药浸出制剂包括汤剂、合剂、口服液、糖浆剂、煎膏剂、酒剂、酊剂、流浸膏剂与浸膏剂等。汤剂是药材加水煎煮一定时间后，去渣取汁制成的液体剂型，主要供内服，少数外用。汤剂一般用煎煮法制备而成。中药合剂是指药材用水或其他溶剂，采用适宜方法提取、纯化、浓缩制成的内服液体制剂（单剂量灌装者称"口服液"）。中药合剂的制备工艺流程分为：浸出、净化、浓缩、分装、灭菌等。酒剂系指药材用蒸馏酒浸提制成的澄清液体制剂。酒剂一般多用浸渍法制备。酊剂系指药物用规定浓度的乙醇提取或溶解而制成的澄清液体制剂。除另有规定外，含有毒性药的酊剂，每 100ml 应相当于原药材 10g；其他酊剂，每 100ml 相当于原药材 20g，但也有依习惯或医疗需要按成方配制者，如碘酊等。制备酊剂可用浸渍法、渗滤法、溶解法、稀释法。流浸膏剂或浸膏剂系指药材用适宜的溶剂提取，蒸去部分或全部溶剂，调整浓度至规定标准而制成的制剂。除另有规定外，流浸膏剂每 ml 相当于原药材 1g，浸膏剂每 1g 相当于原药材 2～5g。流浸膏剂直接作为制剂服用较少，一般多用作配制酊剂、合剂、糖浆剂、丸剂及其他制剂的原料。流浸膏剂除特殊规定外，一般都以不同浓度乙醇为溶剂，用渗滤法制备，有时也用浸渍法和煎煮法制备，亦可用浸膏剂加规定溶剂稀释制成。

三、仪器与材料

仪器：天平、渗滤筒、挥发油提取器、漏斗、烧杯、量筒、电炉、药筛、滤纸、脱脂棉、玻璃棒等。

材料：益母草、远志、党参、防风、白术、乙醇、红糖、蔗糖、蒸馏水等。

四、实验内容

（一）益母草膏的制备

【处方】益母草　　　　　　　　200g

　　　　红糖　　　　　　　　　50g

【制法】

（1）取益母草，切碎，加水煎煮两次，每次 2 小时，滤过，合并滤液，滤液浓缩至相对密度为 1.21～1.25（80℃）的清膏。

（2）称取红糖，加入糖量 1/2 的水，加热熬炼，不断搅拌，至糖成深红色时，停止加热，将清膏缓慢加入其中，搅拌混匀，继续用文火加热浓缩至规定的相对密度，即得。

【性状】本品为棕黑色稠厚的半流体；气微，味苦、甜。

【功能与主治】活血调经。用于闭经、痛经及产后瘀血腹痛等症。

【注意事项】

（1）本品提取时间长，故浓缩时，应不断搅拌，注意防止糊化。

（2）本品的相对密度应为 1.1～1.12。

（二）远志流浸膏的制备

【处方】远志　　　　　　　　　　50g

　　　　60%乙醇　　适量　　　制成500ml

【制法】取远志粗粉，用 60% 乙醇作溶剂，按渗漉法制备，浸渍 24 小时后，以每分钟 1～3ml 的速度缓缓渗漉，收集初漉液 420ml，另器保存，继续渗漉，俟有效成分完全漉出，收集续漉液，在 60℃ 以下浓缩至稠膏状，加入初滤液，混匀，滴加浓氨试液适量使微显碱性，并有氨臭，用 60% 乙醇调整浓度至每 1ml 相当于原药材 1g，静置，等澄清，滤过，即得。

【性状】本品为棕色的液体，振摇后产生泡沫。

【功能与主治】安神，祛痰，消痈。主治咳嗽痰多、痰迷神昏、惊悸、失眠等症。

【注意事项】

（1）远志含三萜酸性皂苷——远志皂苷，水解后生成远志皂苷元及糖。为避免远志酸性皂苷的水解，在渗漉过程中需加入氨溶液，防止皂苷元沉淀析出。

（2）装筒前，应先用溶剂将药粉充分润湿。装筒时应分次投入，逐层压平，做到松紧均匀。投料完毕用滤纸或纱布覆盖，加少许干净碎石以防止药材松动。筒中空气应尽量排除干净。

（3）本品含醇量应为 38%～48%。

（三）玉屏风口服液的制备

【处方】黄芪　　　　　　　　　60g

　　　　防风　　　　　　　　　20g

　　　　白术（炒）　　　　　　20g

【制法】以上三味，将防风碎断，提取挥发油，蒸馏后的药液另器收集，备用；药渣与黄芪、白术混合，加水煎煮两次，第一次 1.5 小时，第二次 1 小时，合并煎液，滤过，滤液浓缩至适量，加乙醇使含醇量为 60%，静置，滤过，滤液回收乙醇，加水搅匀，静置，取上清液滤过，滤液浓缩。取蔗糖 40g

制成糖浆，与上述浓缩液合并，再加入挥发油及蒸馏后的药液，调节总量至100ml，混匀，滤过，灌封（10ml/支），灭菌，即得。

【性状】本品为棕红色至棕褐色的液体；味甜、微苦、涩。

【功能与主治】益气，固表，止汗。用于表虚不固，自汗恶风面色㿠白，或体虚易感风邪者。

【注意事项】本品相对密度应不低于1.16。pH应为4.0～5.5。

五、实验结果与讨论

1. 实验结果 将益母草膏、远志流浸膏及玉屏风口服液性状检查结果填于表13－1。

表13－1 益母草膏、远志流浸膏及玉屏风口服液性状检查结果

制剂	颜色	嗅味	pH	相对密度
益母草膏				
远志流浸膏				
玉屏风口服液				

2. 讨论 试分析玉屏风口服液处方防风提取挥发油、黄芪及白术水煎煮提取的依据。提取液醇沉的目的是什么？

六、思考题

1. 渗漉法制备浸出制剂时，粗粉先用溶媒润湿膨胀，浸渍一定时间，先收集药材量85%的初漉液另器保存，各自目的是什么？

2. 比较浸渍、渗漉、回流等中药提取方法的优缺点，各自的适应范围以及操作关键。

3. 煎膏剂制备过程中应注意哪些问题？如何防止煎膏剂的"返砂"？

4. 浸提药剂中哪些剂型需测定含醇量？测定含醇量有何意义？

5. 口服液处方中含有挥发油应该如何处理？

实验十四 固体分散体的制备及验证

一、实验目的

1. 掌握熔融法制备固体分散体的工艺。

2. 熟悉固体分散体的鉴定方法。

二、实验指导

固体分散体（solid dispersion，SD）是将难溶性药物高度分散在适宜的固体材料中所形成的固体分散体系。药物以分子、胶态、微晶或无定形状态等形式均匀分散在固体载体材料中，用以提高药物的分散度、减小药物粒径、增加表面积、增加药物的溶出速度。

固体分散体的主要作用为增加难溶性药物的溶出速度，也可用作缓释和肠溶制剂，主要取决于载体的性质和类型。固体分散体的载体可分为水溶性、难溶性和肠溶性。水溶性载体材料常用高分子聚合物、表面活性剂、有机酸及糖等，其中较为常用的有聚乙烯吡咯烷酮（PVP）、聚乙二醇类

（PEG）等。

固体分散体的制备方法主要有：熔融法、溶剂法、溶剂－熔融法等。

熔融法是将药物与载体混匀，加热至熔融，将熔融物在剧烈搅拌下迅速冷却至固体，或将熔融物倒在不锈钢板上，使成薄层，在板的另一面吹冷空气或用冰使骤冷迅速成固体，然后将混合物固体在一定温度下放置，使变脆易于粉碎。

溶剂法也称共沉淀法，将药物与载体材料共同溶于有机溶剂中，蒸去有机溶剂后使药物与载体材料同时析出，得到共沉淀固体分散体，经干燥即得。

溶剂－熔融法是将药物溶于少量有机溶剂中，然后将此溶液加入已熔融的载体中搅拌均匀，冷却固化后得到固体分散体。药物溶液在固体分散体中所占的量一般不超过10%（g/g），否则难以形成脆而易碎的的固体。

固体分散体的形成可以通过测定药物溶解度和溶出速度的改变、热分析法、X射线衍射法、红外分光光度法、扫描电镜观察法、核磁共振波谱法等来分析鉴定。

三、仪器与材料

仪器：坩埚、研钵、微孔滤膜、容量瓶、电子天平、紫外分光光度计等。

材料：PEG 6000、布洛芬、NaOH、蒸馏水。

四、实验内容

（一）固体分散体的制备

【处方】　布洛芬　　　　　　　　0.5g

　　　　　PEG 6000　　　　　　 4.5g

【制法】

（1）熔融法制备固体分散体：按处方量称取布洛芬及PEG 6000，于坩埚中混匀，置电炉上加热至熔融；将熔融物倒在不锈钢盘上（盘下放置冰块），使成薄层，熔融物骤冷迅速成固体，冷却10分钟，粉碎，即得。

（2）物理混合物的制备：按处方量称取布洛芬及PEG 6000，于乳钵中研磨混合均匀，即得。

【注意事项】

（1）为防止湿气的引入，加热应避免采用水浴锅加热。加热温度控制在辅料熔点以上，但加热时间不宜过长，加热温度不宜过高，以免对药物和辅料的稳定性造成影响。

（2）熔融法制备固体分散体的关键在于熔融物料的骤冷，故将熔融的物料倾倒在不锈钢盘内，不锈钢盘置于冰上。为保持冷却过程中的干燥环境，将此盘置于冰箱冷冻室内保存。粉碎和称量操作注意快速进行，以免吸潮。

（二）溶解度的测定

1. 标准曲线的制备　精密称取布洛芬对照品30mg于50ml量瓶中，用0.4% NaOH溶液溶解并稀释至刻度，摇匀。精密吸取上述溶液1.0、3.0、5.0、7.0、9.0ml于10ml量瓶中，用0.4% NaOH溶液稀释至刻度，摇匀。于265nm处测定吸光度（A）。求出标准曲线回归方程，备用。

2. 布洛芬原料药溶解度的测定　精密称取0.05g布洛芬的原料药，加水20ml，搅拌5分钟，0.45μm微孔滤膜过滤，取续滤液9ml于10ml的量瓶中，加4%的NaOH溶液稀释至刻度，摇匀。在波长为265nm处测定吸光度，记为A_1。

3. 物理混合物中布洛芬溶解度的测定 精密称取 0.5g 布洛芬的物理混合物（相当于 0.05g 布洛芬），加水 20ml，搅拌 5 分钟，0.45μm 微孔滤膜过滤，取续滤液 9ml 于 10ml 的量瓶中，加 4% 的 NaOH 溶液稀释至刻度，摇匀。在波长为 265nm 处测定吸光度，记为 A_2。

4. 固体分散体中布洛芬溶解度的测定 精密称取 0.5g 布洛芬的固体分散体（相当于 0.05g 布洛芬），加水 20ml，搅拌 5 分钟，0.45μm 微孔滤膜过滤，取续滤液 9ml 于 10ml 的容量瓶中，加 4% 的 NaOH 溶液稀释至刻度，摇匀。在波长为 265nm 处测定吸光度，记为 A_3。

将以上三种物料的吸光度带入标准曲线回归方程，计算每种样品布洛芬的溶解度。

【注意事项】溶解度的测定中，时间均为搅拌 5 分钟平行操作，以 5 分钟的溶出量来测定布洛芬原料药、物理混合物、固体分散体中布洛芬的溶解度。

五、实验结果与讨论

1. 实验结果 将布洛芬原料药、物理混合物、固体分散体中布洛芬溶解度测定结果填于表 14 – 1。

表 14 – 1 布洛芬原料药、物理混合物、固体分散体中布洛芬溶解度测定结果

样品	A 值	溶解度
原料药		
物理混合物		
固体分散体		

2. 讨论

（1）比较三个样品的溶解度，并对此作出合理解释。

（2）本实验中测定溶解度时，每种样品溶出均为搅拌 5 分钟，控制时间有何意义？

六、思考题

1. PEG 6000 在使用时是否需要粉碎过筛，其粒径大小对物理混合物中布洛芬的溶解度是否有影响？对熔融法制备的固体分散体中布洛芬溶解度是否有影响？

2. 简述固体分散体速释和缓释的原理。

3. 固体分散体在贮藏期内容易发生老化现象，采用什么方法可以延缓其老化，提高稳定性？

实验十五 包合物的制备及包合率的测定

一、实验目的

1. 掌握饱和水溶液法制备包合物的方法和包合率的测定方法。

2. 熟悉 β – 环糊精（β – CD）的性质及包合物的验证方法。

二、实验指导

包合物是一种分子被包藏在另一种分子的空穴结构内形成的具有独特形式的复合物，由主分子和客分子组成。主分子即具有包合作用的外层分子，有较大的空穴结构，可以是单分子，也可以是多分子聚合而成。客分子是被包合到主分子空穴中的小分子物质。

环糊精为 6~12 个葡萄糖分子以 1，4 – 糖苷键连接而成的环状化合物，常见的环糊精由 6、7、8

个葡萄糖分子构成，分别称为 α、β、γ - 环糊精，其中 β - CD 在水中的溶解度最小，易从水中析出，常做为制备包合物的材料。β - CD 内径 0.7 ~ 0.8nm，外围亲水，内部疏水，很多小分子有机物可包含在内部空隙形成包合物，可以提高药物的稳定性，增加难溶性药物溶解度和生物利用度，减少药物的副作用和刺激性，使液态药物粉末化，掩盖药物不良臭味，防止药物挥发等。

环糊精包合物常用的制备方法有研磨法、饱和水溶液法、超声法、冷冻干燥法、喷雾干燥法等。本实验采用饱和水溶液法制备包合物，也称为重结晶法或共沉淀法，制备工艺流程如下：

β - CD + 水→饱和水溶液→滴加被包合物→磁力搅拌→冷藏→滤过→沉淀物干燥→即得。

包合率直接影响包合物的质量，包合物中挥发油的回收参照《中国药典》挥发油测定法，采用水蒸气蒸馏法进行。挥发油的包合率采用下式计算：

$$包合率 = [包合物中挥发油回收量（ml）/挥发油加入量（ml）] \times 100\%$$

除检查包合率外，可根据药物的性质选择不同的方法对包合物进行验证，判断是否形成包合物。常用的方法有显微镜法、薄层色谱法、热分析法、光谱法、X - 射线衍射法、核磁共振法等。

三、仪器与材料

仪器：恒温水浴锅、恒温磁力搅拌器、烧杯、天平、量筒、胶帽滴管、锥形瓶、冰箱、布氏漏斗、抽滤瓶、循环水真空泵、挥发油提取器、电热套、圆底烧瓶、冷凝管、容量瓶、硅胶 G 薄层板、层析缸、微量进样器或点样毛细管、烘箱等。

材料：薄荷油、β - 环糊精、无水乙醇、95% 乙醇、石油醚、乙酸乙酯、香草醛、浓硫酸、蒸馏水等。

四、实验内容

（一）薄荷油 β - CD 包合物的制备

【处方】薄荷油　　　　　　　　　　　2ml

　　　　β - 环糊精　　　　　　　　　8g

　　　　蒸馏水　　　　　　　　　　　100ml

【制法】称取 β - 环糊精 8g，加蒸馏水 100ml，加热使溶解。降温至 40℃，滴加薄荷油 2ml，恒温搅拌 2.5 小时，冷藏 24 小时，待沉淀完全后，滤过。用无水乙醇 5ml 洗涤 3 次，至沉淀表面近无油渍，将包合物干燥，即得。

【性状】本品为白色干燥粉末。

【用途】为制剂的中间体。主要加入相应的片剂、颗粒剂、胶囊剂等固体制剂中发挥应有的治疗作用。

【注意事项】

（1）薄荷油制成包合物后，可减少贮存过程中油的散失。

（2）β - CD 溶解度在 25℃时为 1.79%、45℃时可增加至 3.1%，制备过程应控制好温度，尽可能在 45℃以下完成。

（3）包合温度、药物与 β - CD 的配比、包合时间等均影响包合率，制备时应按实验要求进行操作。

（4）难溶于水的药物也可用少量有机溶剂如乙醇等溶解后再加入 β - CD 的饱和水溶液中进行包合。

（5）包合完成后应降低温度使包合物从水中析出，并通过冷藏使包合物析出沉淀比较完全。

（二）包合率的测定

【方法】采用水蒸气蒸馏法。取制备好的包合物，精密称定重量，取约一半的包合物，精密称定重量，置圆底烧瓶中，加蒸馏水 300ml，连接挥发油提取器，蒸馏 2 小时以上，至油量不再增加，放置至室温，读取挥发油回收量（ml），计算挥发油包合率。

【注意事项】

（1）为计算包合率，一定要先明确实验取用的包合物中应含有的挥发油的量（计算时按包合率为 100% 计），包合物的取样一定要准确。

（2）本实验采用的是水蒸气蒸馏法回收包合物中的挥发油，蒸馏时间要适宜，要确保所取包合物中的挥发油尽可能全部回收。

（三）包合物的验证

【方法】采用薄层色谱法。取薄荷油 β - 环糊精包合物 2g，加入 95% 乙醇 2ml，振摇 10 分钟，滤过，滤液为供试品溶液 I。另取包合物 2g 于圆底烧瓶中，加蒸馏水 100ml，连接挥发油提取器，提取挥发油，将提取得到的挥发油加 95% 乙醇 2ml 使溶解，作为供试品溶液 II。再取薄荷油 2 滴，加 95% 乙醇 2ml 使溶解，作为供试品溶液 III。吸取上述三种供试品溶液各 5ul，分别点于同一硅胶 G 薄层板上，以石油醚 - 乙酸乙酯（17∶3）为展开剂，展开，取出，晾干，喷以 1% 香草醛硫酸液，105℃ 烘至斑点显色清晰。

【注意事项】

（1）本实验验证包合过程是否实现了对薄荷挥发油的包合，为此制备了三种供试品溶液，预期实验结果是供试品溶液 I 未出现明显斑点，而供试品溶液 II 与供试品溶液 III 的斑点情况基本一致，进而证明包合物中有挥发油，且在 β - CD 的空穴中。

（2）展开前，需要预饱和 15 ~ 20 分钟。

（3）喷显色剂时要注意安全，不要使显色剂与人的皮肤接触，以免灼伤，一旦显色剂与人的皮肤接触，要及时用水冲洗。

五、实验结果与讨论

1. 薄荷油 β - CD 包合物的性状检查　将薄荷油 β - CD 包合物的性状检查及包合率测定结果分别填于表 15 - 1、表 15 - 2。

表 15 - 1　薄荷油 β - CD 包合物的性状检查结果

检查项目	检查结果
颜色	
形状	
嗅味	

表 15 - 2　薄荷油 β - CD 包合物包合率检查结果

检查项目	检查结果
包合物得到总量（g）	
包合物取样量（g）	
取样包合物中应含有的挥发油的量（ml）	
取样包合物中测得的挥发油的量（ml）	
包合率（%）	

2. 包合物的验证 包合物的验证结果填于表 15 – 3。

表 15 – 3 薄荷油 β – CD 包合物薄层色谱法验证结果

供试液类型	斑点出现情况
供试液 I	
供试液 II	
供试液 III	
结论及分析	

六、思考题

1. β – 环糊精包合物的制备方法有哪些?
2. 本实验为什么选用 β – 环糊精为主分子? 它有什么特点?
3. β – 环糊精包合物的作用有哪些?

实验十六 微囊的制备及质量评价

一、实验目的

1. 掌握复凝聚法制备微囊的原理、工艺及操作要点。
2. 熟悉微囊的成囊条件、影响因素及质量控制方法。

二、实验指导

微囊(microcapsules)是用天然、合成或半合成高分子材料作为囊膜将固体或液体药物包囊而形成的微小胶囊,粒径 1 ~ 250μm。根据需要可将微囊进一步制成散剂、胶囊剂、片剂、注射剂、软膏剂、凝胶剂等剂型。

药物微囊化后具有如下优势:①掩盖药物的不良臭味(鱼肝油、氯贝丁酯);②提高药物的稳定性(β – 胡萝卜素、维生素 C);③防止药物在胃内失活(酶、蛋白)或减少药物对胃的刺激性(吲哚美辛);④使液体药物固体化便于应用和贮藏(粉末香精);⑤减少复方药物的配伍禁忌(阿司匹林与扑尔敏配伍后可加速阿司匹林的降解,分别包囊后可改善);⑥可制备缓释或控制制剂(巴比妥类、长效避孕药);⑦使药物浓集于靶区、提高疗效(秋水仙碱磁性微囊)。

常见的微囊制备方法有三种:物理化学法、物理机械法、化学法。可根据药物的性质、囊材的性质、微囊的粒径、释放和靶向要求、设备等条件选择不同的制备方法。在实验室内常采用物理化学法中的凝聚法制备微囊。凝聚法有单凝聚法和复凝聚法之分,后者更常用。复凝聚法是采用带相反电荷的两种高分子材料作为囊材,在一定条件下交联且与药物凝聚成囊的方法。复凝聚法具有操作简便、容易掌握的优点,适合于难溶性固体药物和液体药物微囊的制备。

微囊的囊心物可以是固体药物,也可以是液体药物。除主药外,还可酌情加入附加剂:稳定剂、稀释剂、增塑剂、促进剂与阻滞剂。

常见的囊材有天然、合成、半合成的高分子材料。明胶和阿拉伯胶是最常用的天然高分子材料。明胶是胶原蛋白经不可逆的加热水解反应的产物。根据制备时水解方法的不同,明胶有酸法明胶(A型)和碱法明胶(B型)之分。A 型明胶的等电点在 pH 7 ~ 9,B 型明胶的等电点在 pH 4.8 ~ 5.2。明胶是两性蛋白质，在水溶液中分子含有—NH_2、—COOH 及相应的解离基团—NH_3^+、—COO^-。所含正负离子的多少受介质 pH 的影响，pH 较低时—NH_3^+ 的数量多于—COO^-，反之，—COO^- 的数量多于—NH_3^+。两种电荷相等时的 pH 为等电点。当 pH 在等电点以上时明胶带负电，当 pH 在等电点以下时明胶带正电。两种明胶在成囊性能上无明显差异，可生物降解，几乎无抗原性，通常可根据药物对酸碱性的要求选用 A 型、B 型明胶。阿拉伯胶在水溶液中分子链上含有—COOH 和—COO^-，因此，阿拉伯胶仅带负电荷。

复凝聚法（complex coacervation）制备微囊的原理：将溶液的 pH 调至明胶的等电点以下使明胶带正电荷（pH 4.0 ~ 4.5 时明胶带正电荷最多），阿拉伯胶带负电荷。由于正、负电荷相互吸引交联形成正、负离子的络合物，溶解度降低而凝聚成囊，加水稀释，甲醛交联固化，用水洗至无甲醛味，即得微囊。

囊材品种、胶液浓度、成囊温度、搅拌速度及 pH 等因素，对成囊过程和成品质量有重要影响，制备时应从严把握成囊条件。

微囊的质量评价的项目包括：外观形态、粒径、载药量、包封率、微囊中药物的释放速率、有机溶剂残留量等。

三、仪器与材料

仪器：天平、组织捣碎机、磁力加热搅拌器、水浴锅、烘箱、抽滤装置、二号筛、显微镜、广泛 pH 试纸、精密 pH 试纸、烧杯（500、250 及 50ml）、量筒、载玻片、盖玻片、擦镜纸、玻璃棒、冰浴等。

材料：液体石蜡、A 型明胶、阿拉伯胶、37% 甲醛溶液、10% 醋酸溶液、20% 氢氧化钠溶液、蒸馏水等。

四、实验内容

（一）液体石蜡微囊的制备

【处方】
液体石蜡	6ml
A 型明胶	5g
阿拉伯胶	5g
37% 甲醛溶液	2.5ml
10% 醋酸溶液	适量
20% 氢氧化钠溶液	适量
蒸馏水	适量

【制法】

（1）5% 明胶溶液的配制：取明胶 5g，用蒸馏水适量浸泡溶胀后，微热溶解。加蒸馏水至 100ml，搅匀，50℃ 保温备用。

（2）5% 阿拉伯胶溶液的配制：取蒸馏水 80ml 置小烧杯中，加阿拉伯胶粉末 5g，加热至 80℃ 左右，轻轻搅拌使溶解，加蒸馏水至 100ml。

（3）液体石蜡乳的制备：取液体石蜡 6ml 和 5% 阿拉伯胶溶液 100ml 置组织捣碎机中，乳化 5 分钟，即得液体石蜡乳，备用。

（4）乳剂镜检：取液体石蜡乳一滴，置载玻片上，镜检，绘制乳剂外观形态图。

（5）混合：将液体石蜡乳转入 1000ml 烧杯中，置 50～55℃ 水浴，加入 5% 明胶溶液，轻轻搅拌使混合均匀。

（6）微囊的制备：在不断搅拌下，滴加 10% 醋酸溶液于混合液中，调 pH 至 3.8～4.0。

（7）微囊的固化：在不断搅拌下，将 400ml 蒸馏水（30℃）加至微囊液中，将含微囊液的烧杯自 50～55℃ 水浴取下，不停搅拌，使之自然冷却，待温度降至 32～35℃ 时，加入冰块，继续搅拌至温度降至 10℃ 以下，加入 37% 甲醛溶液 2.5ml（用蒸馏水稀释一倍），搅拌 15 分钟，再用 20% NaOH 溶液调整 pH 至 8～9，继续搅拌 20 分钟，观察有析出为止，静置使微囊沉降。

（8）镜检：在显微镜下观察微囊的形态，绘制外观形态图。

【性状】本品为白色或类白色颗粒。

【注意事项】

（1）实验所用的水为蒸馏水或去离子水，避免水中的离子影响凝聚过程。

（2）配制 5% 明胶溶液时，应先使明胶充分溶胀至溶解（必要时加热），以免结块不易溶解。

（3）微囊的制备过程中，始终伴随搅拌，搅拌速度要适中，搅拌速度太慢微囊易粘连，搅拌速度过快微囊易变形。搅拌速度以泡沫产生最少为佳，必要时可加入几滴戊醇或辛醇消泡。固化前勿停止搅拌，防止微囊粘连。

（4）用 10% 醋酸溶液调 pH 时，应逐滴加入，特别是当 pH 接近 pH 4 时应更小心，并随时取样在显微镜下观察微囊的形成。

（5）实验过程中注意温度的控制。当温度接近凝固点时，微囊容易粘连，故加 30℃、400ml 蒸馏水的目的是稀释凝聚囊，以改善微囊形态。应搅拌至 10℃ 以下后再加入甲醛，有利于交联固化。

（6）采用复凝聚法制备微囊时，应在 50℃ 左右将其烘干，不宜室温或低温干燥，防止其粘连结块。

（二）质量评价

【外观】观察微囊的外观、颜色。

【形态】用光学显微镜、扫描或透射电子显微镜观察微囊外观形态，并绘图。

【粒径】用校正过的带目镜测微仪的光学显微镜测定微囊大小，亦可用库尔特计数器测定微囊大小及粒度分布。

五、实验结果与讨论

1. 微囊的外观　观察并记录微囊的外观和颜色。

2. 微囊的形态　取少许湿微囊，加适量蒸馏水分散，盖上盖玻片（注意排除气泡），显微镜镜检后，分别绘制乳剂和微囊的外观形态图，说明乳剂和微囊外观的区别。

3. 微囊大小的测定　取少许湿微囊，加适量蒸馏水分散，盖上盖玻片（注意排除气泡），用带刻度标尺（已校正每格的 μm 数）的显微镜镜检，在显微镜下观察并测定 200 个微囊的粒径，按下式计算微囊的算数平均径 d_{av}。

$$d_{av} = \sum (nd) / \sum n = (n_1 d_1 + n_2 d_2 + \cdots\cdots n_n d_n) / (n_1 + n_2 \cdots\cdots + n_n)$$

式中，n_1、n_2、$\cdots\cdots$、n_n 为具有粒径 d_1、d_1、$\cdots\cdots$、d_n 的粒子数。

六、思考题

1. 简述复凝聚法制备微囊的工艺过程及操作要点。

2. 微囊制备的方法有哪些？

3. 影响微囊质量的因素有哪些?

4. 试比较单凝聚法和复凝聚法制备微囊的异同点。

实验十七　脂质体的制备及包封率测定

一、实验目的

1. 掌握脂质体的形成原理及薄膜分散法制备脂质体的工艺。

2. 熟悉用阳离子交换树脂法测定脂质体包封率的方法。

二、实验指导

脂质体是指药物包封于类脂质（如磷脂、胆固醇等）构成的双分子层结构中所制成的超微型封闭囊状载体。根据双分子层层数的不同，脂质体可分为单室脂质体（又分为大、小单室脂质体）和多室脂质体。

脂质体的主要成分是磷脂，其分子结构中有两条较长的疏水碳氢链（非极性尾部）和亲水的磷酸基团（极性头部）。将适量磷脂加至水或缓冲溶液中，其分子会产生自组装定向排列，疏水碳氢链彼此缔合为双分子层，而亲水基团在双分子层的两侧面向内外水相，以构成脂质体。制备脂质体用磷脂有天然、合成两大类，前者如大豆卵磷脂、蛋黄卵磷脂，后者如二棕榈酰磷脂酰胆碱、二硬脂酰磷脂酰胆碱、二棕榈酰磷脂酰乙醇胺。为改善脂质体性能，常需加入胆固醇、十八胺、磷脂酸等附加剂。胆固醇与磷脂混合使用，可调节脂质体双分子层的流动性，减低脂质体膜的通透性，以制备稳定的脂质体；十八胺、磷脂酸则可通过改变脂质体表面的电荷性质，以改善其包封率、稳定性及体内分布等性能。

脂质体的制法，根据载药机制的不同，可分为主动载药、被动载药两大类。主动载药是先制备梯度空白脂质体，再利用其内外水相的不同离子或化合物梯度进行载药，包括 $K^+ - Na^+$ 梯度、H^+ 梯度（即 pH 梯度），适用于包封率极易受包封条件影响的两亲性药物脂质体的制备。被动载药是先将药物溶于水相（水溶性药物）或有机相（脂溶性药物）中，再根据药物性质及制备要求，选择适宜方法以制得含药脂质体，是采用最多的一类方法，适用于脂溶性且与磷脂膜亲和力高的药物脂质体的制备，其共同特点是在载药过程中脂质体的内外水相或双分子层膜上的药物浓度基本一致。决定其包封率的主要因素为药物与磷脂膜的作用力、膜材组成、脂质体内水相体积、脂质体数目及药脂比（药物与磷脂膜材比）。

（1）薄膜分散法　是将磷脂等膜材溶于适量三氯甲烷或其他有机溶剂（可溶解有脂溶性药物），在减压旋转下除去溶剂，使脂质在器壁形成薄膜，加入水或缓冲溶液（可溶解有水溶性药物），进行振摇，可形成多室脂质体，经超声处理后可得到小单室脂质体。该法操作简便，脂质体结构典型，但包封率较低。

（2）注入法　分为乙醚注入法和乙醇注入法。前者是将膜材料（可包括脂溶性药物）溶于乙醚中，在搅拌下慢慢滴于 55~65℃含药或不含药的水性介质中，蒸去乙醚，继续搅拌 1~2 小时，即可形成高浓度的脂质体，适用于易氧化降解及热敏感的脂质和药物，但较费时。后者是将脂质的乙醇溶液快速注入大量水性介质中，磷脂分子在水相中分散并相互缔合，形成高比例的小单层脂质体，但脂质体浓度不高，对水溶性药物包封率极低且乙醇也不易除去。

（3）逆相蒸发法 系将磷脂等脂溶性成分溶于乙醚、三氯甲烷等有机溶剂，再按一定比例加入待包封药物的水溶液混合、乳化，然后减压蒸去有机溶剂即可形成脂质体。该法包封水容积较大，适合于包裹水溶性药物、大分子活性物质，可提高包封率，且脂质体大小、包封率都具较好的重现性。

（4）冷冻干燥法 系将磷脂等高度分散在水溶液中，冷冻干燥，再分散到含药的水性介质中，形成脂质体。适于在水中不稳定药物脂质体的制备。

（5）熔融法 系将磷脂和表面活性剂加少量水相溶解，胆固醇熔融后与之混合，再滴入65℃左右水相中保温制得。该法所得脂质体稳定性好，可加热灭菌，且不使用有机溶剂，较适合工业化生产。

脂质体的质量评价主要包括形态、粒径、表面电性、泄漏率、包封率、载药量等考察指标，其中包封率是评价脂质体制备过程的重要指标，其测定方法有分子筛法、超速离心法、超滤法、阳离子交换树脂法等。阳离子交换树脂法是利用离子交换作用，将荷正电的未包进脂质体中的药物（即游离药物，如本实验中游离小檗碱），通过阳离子交换树脂吸附除去，而包封于脂质体中的药物不被树脂吸附以达到两者分离，分别测定药物含量后，即可计算其包封率。

三、仪器与材料

仪器：烧瓶、烧杯、容量瓶、量筒、移液管、玻璃棉、针筒注射器（5ml）、微量注射器（100μl）、微孔滤膜（0.8μm）、电子天平、旋转蒸发仪、恒温水浴锅、磁力搅拌器、光学显微镜、紫外分光光度计等。

材料：盐酸小檗碱、注射用大豆卵磷脂、胆固醇、无水乙醇、95%乙醇、磷酸氢二钠、磷酸二氢钠、枸橼酸、枸橼酸钠、碳酸氢钠、732型阳离子交换树脂等。

四、实验内容

（一）空白脂质体的制备

【处方】注射用大豆磷脂　　　　　　　1.8g

　　　　胆固醇　　　　　　　　　　　0.6g

　　　　无水乙醇　　　　　　　　　　4ml

　　　　枸橼酸缓冲液　　　　　　　　适量

　　　　制成脂质体　　　　　　　　　60ml

【制法】

（1）枸橼酸缓冲液（pH约3.8）的配制 称取枸橼酸10.5g和枸橼酸钠7.0g置于1000ml量瓶中，加水溶解并稀释至刻度，混匀，即得。取60ml，置于小烧杯内，55～60℃水浴中保温，待用。

（2）称取处方量磷脂、胆固醇于100ml烧瓶中，加无水乙醇4ml，55～60℃水浴，搅拌使溶解，于旋转蒸发仪上旋转，使磷脂/胆固醇的乙醇液在壁上成膜，减压除去乙醇，制得脂质膜。

（3）将"（1）"中预热的枸橼酸缓冲液加至"（2）"中，转动下55～60℃水化10分钟，取出移至烧杯内，置磁力搅拌器上，室温下搅拌20～30分钟，如溶液体积减少，可补加蒸馏水至60ml，混匀，即得。

【注意事项】

（1）实验过程中禁用明火。

（2）磷脂和胆固醇的乙醇溶液应澄清，不能在水浴中放置过长时间。

（3）制备脂质膜时，应尽量使其薄而均匀。

（4）水化时，要充分保证所有脂质水化，不得存在脂质块。

（二）盐酸小檗碱被动载药脂质体的制备

【处方】
注射用大豆磷脂	1.2g
胆固醇	0.4g
无水乙醇	4ml
盐酸小檗碱溶液（1mg/ml）	60ml
制成脂质体	60ml

【制法】

（1）磷酸盐缓冲液（PBS，pH 约5.8）的配制　称取磷酸氢二钠（$Na_2HPO_4 \cdot 12H_2O$）0.37g 与磷酸二氢钠（$NaH_2PO_4 \cdot 2H_2O$）2.0g，加蒸馏水适量，溶解并稀释至1000ml，混匀，即得。

（2）盐酸小檗碱溶液的配制　称取适量盐酸小檗碱，用 PBS 配成浓度为 1mg/ml（60℃水浴加热溶解）的溶液。

（3）按处方量称取磷脂、胆固醇置 100ml 烧瓶中，加无水乙醇 4ml，余下操作除将枸橼酸缓冲液换成盐酸小檗碱溶液外，同"空白脂质体制备"项下方法制备，即得。

（三）盐酸小檗碱主动载药脂质体的制备

【处方】
空白脂质体	2ml
碳酸氢钠溶液	0.1ml
盐酸小檗碱溶液（3mg/ml）	1ml

【制法】

（1）盐酸小檗碱溶液的配制　称取适量盐酸小檗碱，用 PBS 配成浓度为 3mg/ml（60℃水浴加热溶解）的溶液。

（2）碳酸氢钠溶液（pH 约7.8）的配制　称取 $NaHCO_3$ 50g，置于 1000ml 量瓶中，加水溶解并稀释至 1000ml，混匀，即得。

（3）主动载药　移取空白脂质体混悬液（通过 0.8μm 微孔滤膜两遍整粒）2ml、盐酸小檗碱酸溶液 1ml、$NaHCO_3$ 溶液 0.5ml，在振摇下依次加于 10ml 西林瓶中，混匀，加塞，60℃水浴中保温孵育 15分钟，随后立即用冷水降温，终止载药，即得。

【注意事项】

（1）主动载药过程中，加药顺序不能颠倒，边加边摇，以确保混合均匀，使体系中各部位的梯度一致。

（2）水浴保温时，应注意随时轻摇（或每隔 1 分钟，手摇 20 秒），但注意以保证体系均匀为度，无需剧烈振摇。

（3）冷却终止载药过程中也应轻摇。

（四）形态观察及粒径测定

取样，在油镜下观察脂质体的形态，画出脂质体结构，记录脂质体的最大粒径和最多粒径；将所得脂质体液体通过 0.8μm 微孔滤膜两遍整粒，再于油镜下观察脂质体形态，画出所见脂质体结构，记录脂质体最大粒径和最多粒径。

（五）包封率的测定

1. 阳离子交换树脂分离柱制备　称取已活化好的阳离子交换树脂适量，装于底部已垫有少量玻璃棉的 5ml 注射器筒中，加入 PBS 水化阳离子交换树脂，自然滴尽 PBS，即得。

2. 柱分离度考察

（1）盐酸小檗碱与空白脂质体混合液的制备　精密量取盐酸小檗碱溶液（3mg/ml）0.1ml，置小试管中，加入0.2ml空白脂质体混悬液，混匀，即得。

（2）对照品溶液的制备　精密移取（1）项所得混合液0.1ml置10ml量瓶中，加入95%乙醇6ml，振摇使之溶解澄明，再加PBS稀释至刻度，摇匀，过滤，弃去初滤液，取续滤液4ml于10ml量瓶中，加（4）项下空白溶剂稀释至刻度，摇匀，即得。

（3）样品溶液的制备　精密移取（1）项所得混合液0.1ml上样于阳离子交换树脂柱（柱长1cm）顶部，待顶部液体消失后，放置5分钟，仔细加入2~3ml PBS（注意不能将柱顶部的树脂冲散）进行洗脱，收集洗脱液于10ml量瓶中，加入95%乙醇6ml，振摇使之溶解澄明，再加PBS稀释至刻度，摇匀，过滤，弃取初滤液，取续滤液即得。

（4）空白溶剂的配制　取乙醇（95%）6ml，置10ml量瓶中，加PBS稀释至刻度，摇匀，即得。

（5）吸收度测定及柱分离度的计算　以空白溶剂为对照，在345nm波长处分别测定样品溶液与对照品溶液的吸收度，按下式计算柱分离度。

$$柱分离度 = 1 - A_{样} / (A_{对} \times 2.5)$$

式中，$A_{样}$为样品溶液的吸收度，$A_{对}$为对照品溶液的吸收度，2.5为对照品溶液相对于样品溶液的稀释倍数，柱分离度值要求大于0.90。

3. 包封率的测定　精密移取盐酸小檗碱脂质体0.1ml两份，一份置10ml量瓶中，按"柱分离度考察"项下（2）进行操作，另一份置于分离柱顶部，按"柱分离度考察"项下（3）进行操作，所得溶液分别于345nm波长处测定吸收度，按下式计算包封率。

$$包封率 = A_2 / (A_1 \times 2.5) \times 100\%$$

式中，A_1为分离后脂质体中盐酸小檗碱的吸收度，A_1为未分离盐酸小檗碱脂质体中盐酸小檗碱的总吸收度，2.5为未分离脂质体相对于分离后脂质体的稀释倍数。

五、实验结果与讨论

1. 绘制显微镜下脂质体的形态图，并进行描述。
2. 记录测定的脂质体最大粒径和最多粒径（表17-1）。
3. 记录测定的柱分离度与包封率（表17-1）。

表17-1　脂质体形态与粒径的测定结果

脂质体样品	形态	最大粒径（μm）	最多粒径（μm）	柱分离度	包封率（%）
空白脂质体					—
盐酸小檗碱被动载药脂质体					
盐酸小檗碱主动载药脂质体					

4. 讨论

（1）对比分析主动载药法与被动载药法制备盐酸小檗碱脂质体的优劣及其原因。

（2）与其他小组的实验结果进行对比，是否存在差异？若存在明显差异，请分析原因。

六、思考题

1. 脂质体形成的主要影响因素有哪些？

2. 简述脂质体主动包载和被动包载药物的原理及其特点。

3. 如何提高脂质体对药物的包封率?

4. 本实验选择阳离子交换树脂测定包封率的依据是什么?

实验十八　稳定性实验

一、实验目的

1. 掌握应用经典恒温加速实验法预测制剂有效期的方法。

2. 熟悉制剂稳定性考察项目和方法。

二、实验指导

药剂的稳定性系指药物制剂在生产、运输、贮藏、周转,直至临床应用前的一系列过程中质量变化的速度和程度。稳定性是评价药物制剂质量的重要指标之一,也是核定药物制剂使用期限的主要依据。

稳定性实验方法主要有影响因素法、长期试验法(留样观察法)、加速试验法、经典恒温法等,影响因素法一般常用于原料药、制剂处方组成和工艺设计,而对制剂有效期的预测多采用长期试验法和加速实验法,经典恒温法不能用于新药研究,多用于溶液型制剂的科学研究,有效期预测等。

经典恒温法的理论依据是 Arrhenius 指数定律:$K = Ae^{\frac{-E}{RT}}$,即 $\lg K = -\dfrac{E}{2.303RT} + \lg A$,$\lg K$ 与 $1/T$ 呈线性。在一定温度下,药物降解过程多为一级或伪一级反应,一级反应药物浓度与时间关系式为,$\lg C = -\dfrac{Kt}{2.303} + \lg C_0$。在药物降解反应中常将药物在室温(25℃)下降解10%所需的时间($t_{0.9}$)作为有效期,计算公式为:$t_{0.9} = \dfrac{0.1054}{K}$(一级反应),一级反应的有效期和半衰期与制剂中药物的初浓度无关,而与速度常数 K 值成反比。

经典恒温法的实验步骤:设计试验方法,进行试验;取样测定药物浓度,确定反应级数;计算各实验温度的 K 值;计算室温(20℃或25℃)的 K 值;计算有效期。

制剂中不稳定的活性成分或指标成分作为考核指标,测定方法应灵敏、准确,能反应加速试验过程中指标成分的浓度(含量)变化,进而反映制剂的稳定性。加速实验温度一般至少取4个,每个温度做4次以上的取样分析。

三、仪器与材料

仪器:超级恒温水浴、碘量瓶(150ml)、移液管(1ml、2ml、5ml、10ml)、酸式滴定管、洗瓶等。

材料:维生素 C 注射剂、碘液(0.1mol/L)、稀醋酸、淀粉指示剂等。

四、实验内容

1. 实验方法

(1)含量测定方法　精密量取维生素 C 注射液 2ml,加蒸馏水 15ml,丙酮 2ml,摇匀,放置5分钟,加稀醋酸 4ml,淀粉指示液 1ml,用 0.1mol/L 碘液滴定,至溶液呈蓝色并持续 30 秒钟不退,记录消耗碘液的毫升数（每毫升碘液相当于维生素 C 8.806mg）。

（2）加速试验 将同一批号的维生素 C 注射液样品分别置于 4 个不同温度的超级恒温水浴中，温度和取样时间见表 18-1。当水浴温度至设置温度时，即投入维生素 C 注射液，待药液与水浴温度相等时，即取出数支立即冷却，并按（1）法进行含量测定，作为起始浓度 C_0，剩余安瓿继续恒温放置至规定时间，取出立即冷却，并测定剩余维生素 C 的含量，记作 C_n。

2. 实验数据处理

（1）记录含量测定时消耗碘液的毫升数，以不同温度下未经加热的样品所消耗碘液的毫升数（即初始浓度 V_0）为 100% 相对浓度，各温度下经加热样品所消耗碘液的毫升数（V_n）与初始浓度相比，计算各自的相对浓度，即 $C_n = (V_n/V_0) \times 100\%$，数据记录于表 18-1 中。

（2）计算各实验温度下维生素 C 降解的速度常数 K：

$$\lg C = -\frac{Kt}{2.303} + \lg C_0$$

将各试验温度下，不同降解时间为横坐标（$X \to t$），对应的样品相对百分浓度的对数为纵坐标（$Y \to \lg C$）进行回归，计算各实验温度下的回归方程、相关系数，推导各温度的降解速度常数 K。

（3）计算室温（25℃）时维生素 C 降解速度常数 $K_{25℃}$。由公式：

$$\lg K = -\frac{E}{2.303RT} + \lg A$$

可求得 $K_{25℃}$，或将 $\log K \to 1/T$ 作图，由图中的直线外延至室温求得。

（4）计算室温时的 $t_{0.9}$。由公式 $t_{0.9} = \dfrac{0.1054}{K}$ 即可求得室温 25℃ 时分解 10% 需要的时间。

五、实验结果与讨论

1. 实验结果 将实验安排及测定数据填于表 18-1，实验数据处理结果填于表 18-2。

表 18-1 实验安排

温度（℃）	取样时间（h）	消耗碘液数（ml）	相对浓度 C（%）	浓度对数 $\lg C$	回归结果
60	0				回归方程 相关系数 r
	24				
	48				
	72				
	96				
	120				
70	0				回归方程 相关系数 r
	12				
	24				
	36				
	48				
	60				
80	0				回归方程 相关系数 r
	6				
	12				
	18				
	24				
	30				

续表

温度（℃）	取样时间（h）	消耗碘液数（ml）	相对浓度 C（%）	浓度对数 $\lg C$	回归结果
90	0				
	3				
	6				回归方程
	9				相关系数 r
	12				
	15				

表 18 - 2　数据处理结果

试验温度 T（K）	间隔时间（h）	K	$K_{25℃}$	$t_{0.9}$
333	24			
343	12			
353	6			
363	3			

2. 讨论

（1）碘量法测定维生素 C 含量时，加入稀醋酸、丙酮的目的是什么？

（2）加速实验时，取出注射剂为何需立即冷却？

（3）与其他实验组数据比较，分析产生差异的原因。

六、思考题

1. 影响药物制剂稳定性的因素有哪些？

2. 防止药物氧化的措施有哪些？

3. 留样观察法、加速实验法各有何特点？影响本次实验结果准确性的操作关键有哪些？

实验十九　缓释制剂的制备

一、实验目的

1. 掌握溶蚀性和亲水凝胶骨架型缓释片的释放机制和制备工艺。

2. 熟悉缓释片释放度的测定方法。

二、实验指导

缓释制剂系指在规定释放介质中，按要求缓慢地非恒速释放药物，其与相应的普通制剂比较，给药频率比普通制剂减少一半或给药频率比普通制剂有所减少，且能显著增加患者的依从性的制剂。

缓释制剂设计要求考虑药物的理化因素，生物因素，制剂的生物利用度，峰、谷浓度比；缓释、控释制剂与普通制剂比较，药物可缓慢地释放进入体内，用药次数减少、药物治疗作用持久、毒副作用低。

缓释制剂分为骨架型缓释制剂、膜控型缓释制剂两大类。骨架型缓释制剂是指药物和一种或多种骨架材料通过压制、融合等技术手段制成的片状、粒状或其他形式的制剂；药物以分子或结晶状态均匀分散在骨架结构中。骨架材料、制片工艺对骨架片的释药行为有重要影响。按照所使用的骨架材料可分为亲水性凝胶骨架片（丸）、蜡质类骨架片（丸）、不溶性骨架片（丸）。

亲水性凝胶骨架材料分为天然高分子材料类、纤维素类、非纤维素多糖、乙烯聚合物类四类；以上材料遇水形成凝胶层，随着凝胶层继续水化，骨架膨胀，药物可通过水凝胶层扩散释出，延缓了药物的释放。蜡质类骨架片又称为溶蚀型骨架片，是由生物溶蚀性骨架材料制备而得，材料分为蜡类、脂肪酸及其酯类。本实验以布洛芬为模型药物制备溶蚀型和亲水凝胶型骨架片。

通常缓释制剂中所含的药物量比相应一次剂量的普通制剂多，工艺也较复杂。为了既能获得可靠的治疗效果，又不致引起药物突释带来毒副作用的危险性，必须在设计、试制、生产等环节避免或减少突释；体内和体外的释放行为应符合临床要求，且不受或少受生理与食物因素的影响，还应有一个能反映体内基本情况的体外释放度实验方法，以控制制剂质量，保证制剂的安全性与有效性。

缓释、控释制剂的释药原理主要有控制溶出、扩散、溶蚀或扩散与溶出相结合，也可以利用渗透压或离子交换机制。缓释制剂与控释制剂的区别在于，释放是按时间变化先多后少地非恒速释放，控释制剂是按零级速率规律释放。

三、仪器与材料

仪器：单冲压片机、智能溶出仪、紫外可见分光光度仪、药筛（80目、100目）、分样筛（16目、18目）、量瓶等。

材料：布洛芬、硬脂醇、乙基纤维素、羟丙基甲基纤维素（HPMC）、乳糖、乙醇、硬脂酸镁等。

四、实验内容

（一）布洛芬溶蚀性骨架片的制备

【处方】
布洛芬	15g
硬脂醇	1.5g
HPMC K10M	1.2g
硬脂酸镁	0.6g
共制得	50 片

【制法】

（1）取布洛芬过100目筛，另将硬脂醇置于蒸发皿中，于80℃水浴上加热融化，加入布洛芬搅匀，冷却，置研钵中研碎。

（2）加羟丙基甲基纤维素胶浆（以80%乙醇3ml制得）制成软材（若胶浆量不足，可再加80%乙醇适量），18目筛制粒。

（3）将颗粒于35~45℃干燥，16目筛整粒，称重，加入硬脂酸镁混匀。

（4）计算片重，压片即得。每片含布洛芬300mg。

（二）布洛芬亲水凝胶骨架片的制备

【处方】
布洛芬	1.5g
乙基纤维素	0.2g
HPMC K10M	1.2g
乳糖	11.5g
硬脂酸镁	0.6g
95%乙醇溶液	适量
共制得	50 片

【制法】

（1）将布洛芬、乳糖分别过100目筛，羟丙基甲基纤维素过80目筛，混合均匀；将乙基纤维素加入95%乙醇溶液制成黏合剂，加入混合粉末中制备软材，过18目筛制粒。

（2）将颗粒于40~60℃干燥，16目筛整粒，称重，加入硬脂酸镁混匀。

（3）计算片重，压片即得；每片含布洛芬300mg。

【性状】 本品为白色或微带黄色圆形小片。

【用途】 用于减轻中度疼痛，如关节痛、神经痛、肌肉痛、偏头痛、头痛、痛经、牙痛；也可用于感冒和流感引起的发热。

【注意事项】 软材湿度要适中，否则颗粒不能成功制备；颗粒要充分干燥，否则会产生黏冲现象。

（三）释放度考察

【标准曲线制作】 精密称取布洛芬对照品约20mg，置于100ml量瓶中，用0.4%氢氧化钠溶液溶解，摇匀并定容。分别精密移取该溶液2.5、5.0、7.5、10.0、12.5、15.0ml，置于50ml量瓶中，用0.4%氢氧化钠溶液定容。按分光光度法，在波长263nm处测定吸光度，以吸光度对浓度进行回归分析，得到标准曲线回归方程，并绘制标准曲线。

【释放度测定】 取亲水凝胶缓释片或溶蚀型骨架缓释片，照现行版《中国药典》释放度测定法测定。

采用溶出度测定法——桨法的装置，以磷酸盐缓冲液（取磷酸二氢钾68.05g，加1mol/L氢氧化钠溶液56ml，用水稀释至10000ml，摇匀，pH应为6.0）900ml为释放介质，温度为37℃±0.5℃，转速为50r/min，经0.15、0.5、0.45、1、1.5、2、3、4、5、7、9、12小时分别取样10ml，同时补加同体积释放介质，样品经0.45μm微孔滤膜过滤，取续滤液5ml，按照分光光度法，在263nm处测定吸光度。

五、实验结果与讨论

1. 实验结果

（1）片剂外观及质量检测　进行片剂外观形态、平均重量、片重差异的考察，并将结果填入表19-1。

表19-1　布洛芬缓释片剂样品重量及差异

编号	1	2	3	4	5	6	7	8	9	10	11	12	13	14	15	16	17	18	19	20
溶蚀片片重（g）																				
差异结论																				
编号	1	2	3	4	5	6	7	8	9	10	11	12	13	14	15	16	17	18	19	20
亲水凝胶片片重（g）																				
差异结论																				

亲水凝胶骨架片平均片重：_____g；溶蚀性骨架片平均片重：_____g。

原因讨论：

（2）标准曲线的绘制　按表19-2布洛芬标准曲线数据绘制。

表 19 – 2　布洛芬标准曲线数据

布洛芬浓度（mg/ml）
吸光度（A_{270}）

（3）累积释放率的计算和释放曲线的绘制　按表 19 – 3 中数据绘制。

表 19 – 3　缓释片的累积释放率数据

	亲水凝胶骨架片			溶蚀性骨架片		
	1#	2#	3#	1#	2#	3#
取样时间（h）						
吸光度						
药物浓度（μg/ml）						
累计释放百分率（%）						

累积释放百分率按照下式计算：

$$Rel = (n \times V \times C)/G \times 100\% \tag{19 – 1}$$

式中，Rel 为累积释放百分率；n 为稀释倍数；V 为取样体积；C 为按照标准曲线计算的样品浓度；G 为缓释片平均所含布洛芬量，或标准片的标示量。

2. 讨论

（1）比较不同处方布洛芬缓释片 1、2、4、7 小时的累计释放百分率，对释放曲线进行一级方程、Higuchi 方程、零级方程的拟合，做出评价。

（2）分析实验结果并进行讨论。

六、思考题

1. 口服缓释制剂的设计原则有哪些？

2. 缓释制剂的释放度实验有何意义？如何使其具有实用价值？

3. 为什么要进行体内体外相关性考察？

实验二十　设计性试验

一、实验目的

1. 熟悉根据药物性质、作用和治疗需要等要求进行药物制剂研究的思路。

2. 熟悉注射剂与胶囊剂处方设计、制备工艺优化、质量评价的方法、内容与步骤。

二、实验指导

化学药物：维生素 C

用于防治坏血病、促进创伤及骨折愈合、预防冠心病等。维生素 C 在干燥状态下较稳定，但在潮湿状态或溶液中其分子结构中的烯二醇式结构被很快氧化，生成黄色双酮化合物，虽仍有药效，但会迅速进一步氧化、断裂，生成一系列有色的无效物质。pH、金属离子、温度对其稳定性均有影响，因此，为使制剂安全、稳定、有效，在制备时必须控制温度、调节 pH、加入金属离子络合剂、抗氧剂等附加剂。

中药复方：葛根24g，黄芩9g，黄连9g，甘草6g。

具有解肌、清热、止泻止痢的功效，对泄泻痢疾疗效显著。方中葛根含有大豆苷、大豆苷元、葛根素等黄酮类化合物及氨基酸、香豆素类等；黄芩主要含黄芩苷、黄芩素等黄酮类化合物；黄连主要含小檗碱、黄连碱、甲基黄连碱、巴马亭、药根碱等生物碱；甘草含甘草酸、甘草次酸等成分。

三、实验内容

（一）维生素 C 注射剂处方设计

1. 工艺优选方案设计　包括注射剂的溶剂及附加剂种类、用量筛选；制备工艺优化等。

2. 注射剂成品质量标准研究方案设计　包括性状、检查、含量测定、卫生学检查等。

（二）中药胶囊剂处方设计

1. 制备工艺优选方案设计　包括饮片的提取、分离纯化等评价指标与方法筛选；辅料种类与用量优化、成型工艺筛选检查等。

2. 胶囊剂成品质量标准研究方案设计　包括性状、检查、含量测定、卫生学检查等。

（三）方案讨论修订

学生将所设计的注射剂、胶囊剂实验方案制成 ppt，课堂对方案的科学性、可行性进行讨论，充分论证，指导教师进行评述并最终形成实验方案。

（四）实验

以小组为单位，按照拟定的实验方案进行注射剂和胶囊剂处方设计相关实验内容。

五、实验结果与讨论

1. 提交维生素 C 注射剂、中药胶囊剂的实验研究报告。
2. 根据实验结果进一步论证制剂方案设计的合理性。

六、思考题

1. 药物剂型选择的依据是什么？
2. 设计制备工艺应注意哪些问题？
3. 化学药物与中药制剂设计的思路、研究内容与方法有何区别？

模块二　制剂评价技术

实验二十一　药物溶解度与油水分配系数的测定

一、实验目的

1. 掌握药物溶解度与油水分配系数测定的方法。
2. 熟悉影响药物溶解度与油水分配系数的因素。

二、实验指导

药物的溶解度与油水分配系数是制剂处方前研究的主要内容，是药物剂型设计的重要依据，其性质显著地影响药物的吸收和体内生物利用度。

药物的溶解度指在一定温度（气体在一定压力）下，在定量溶剂中达到溶解平衡时（形成饱和溶液）所溶解的最大药量，通常采用在一定温度下100g溶剂中溶解溶质的最大克数来表示，也有以药物的摩尔浓度来表示。根据药物在溶剂中是否发生解离或缔合，溶解度分为特性溶解度和表观溶解度。如药物在溶剂中发生解离或缔合，此时溶解度称为特性溶解度，反之则称为表观溶解度。影响药物溶解度的因素主要有药物的晶型、粒径、温度、pH、离子强度及其他添加物，在测定过程中应充分考虑上述因素的影响。

油水分配系数与药物的吸收密切相关。药物在水性和油性环境中的相对溶解度用油水分配系数来表示。油水分配系数指在一定温度下，药物在互不相溶的两相溶剂中分配达到平衡时，药物在两相中浓度的比值，用于表示药物分子的亲水性或亲油性的倾向。由于正辛醇的溶解度参数和细胞类脂膜的溶解度参数最为接近，因此，在制剂研究中常采用正辛醇－水分配系数来表示药物的油水分配系数。油水分配系数（p）计算公式：

$$p = \frac{C_0}{C_w} = \frac{(C - C_w)}{C_w} \tag{21-1}$$

式中，C_0为平衡时药物在油相中的浓度；C_w为平衡时药物在水相中的浓度；C为最初水相（待分配水溶液）的药物浓度。

三、仪器与材料

仪器：锥形瓶、碘瓶、微孔滤膜、烧杯、移液管、容量瓶、磁力搅拌器、紫外分光光度计等。
材料：蒸馏水、氟尿嘧啶、正辛醇等。

四、实验内容

（一）氟尿嘧啶溶解度测定

1. 药物饱和溶液的制备及药物溶解平衡时间的确定　称取氟尿嘧啶约1g，放入碘瓶中，加水50ml，置于磁力搅拌器上进行搅拌溶解。分别于15、30、45、60、75、90、105、120、135、150分钟时以注射器吸取该溶液约3ml，微孔滤膜（0.45μm）滤过，取续滤液0.1ml于100ml容量瓶中，加水稀释至刻度，混合均匀后于265nm处测定其吸光度，当相邻两个时间点的溶液吸光度值小于±0.004时所对应的时间为溶解平衡时间。

2. 药物饱和溶液浓度的测定　取上述平衡时间点的溶液样品三份，分别经微孔滤膜过滤，取续滤液 0.1ml 于 100ml 容量瓶中，加水稀释至刻度，混匀后于 265nm 处测定其吸光度，根据吸收系数（$E_{1cm}^{1\%}$）522，计算其浓度，即为氟尿嘧啶的溶解度。

（二）氟尿嘧啶在正辛醇/水中分配系数的测定

1. 氟尿嘧啶浓度计算　称取氟尿嘧啶约 0.5g，精密称定，放入碘瓶中，加水 100ml，摇匀，静置 1 小时，吸取该溶液约 20ml，微孔滤膜滤过，弃去初滤液，续滤液置于小烧杯中，此溶液为母液。吸取母液 0.1ml 于 100ml 容量瓶中，加水稀释至刻度，混合均匀后于 265nm 处测定其吸光度，根据吸收系数（$E_{1cm}^{1\%}$）522，计算氟尿嘧啶的浓度 C。

2. 氟尿嘧啶水溶液浓度计算　取上述母液 10ml 置于碘瓶中，加入正辛醇 10ml，置磁力搅拌器上搅拌 1 小时，静置分层。用移液管精密吸取碘瓶底部溶液 0.1ml，置于 100ml 容量瓶中，加水稀释至刻度，混合均匀后于 265nm 处测定其吸光度，根据吸收系数（$E_{1cm}^{1\%}$）522，计算氟尿嘧啶水溶液的浓度 C_w。

五、结果与讨论

1. 氟尿嘧啶在水中溶解度测定结果

（1）将不同时间氟尿嘧啶溶液的吸光度记录于表 21-1，确定其在水中溶解的平衡时间。

表 21-1　不同时间氟尿嘧啶溶液的吸光度

时间（min）	15	30	45	60	75	90	105	120	135	150
吸光度（A）										

根据表中吸光度数值确定平衡时间为_____。

（2）将氟尿嘧啶的溶解度结果记录于表 21-2。

表 21-2　氟尿嘧啶在水中的溶解度

编号	1	2	3	平均值
吸光度（A）				
浓度（g/100ml）				

2. 氟尿嘧啶在正辛醇/水中分配系数的测定结果

（1）将氟尿嘧啶在水溶液中的吸光度记录于表 21-3，计算其平均浓度。

表 21-3　氟尿嘧啶水溶液的吸光度和浓度

编号	1	2	3	平均值
吸光度（A）				
浓度（C）				

（2）氟尿嘧啶在正辛醇/水中分配平衡后水溶液的吸光度记录于表 21-4，计算其平均浓度。

表 21-4　氟尿嘧啶在正辛醇/水中分配平衡后水溶液的吸光度和浓度

编号	1	2	3	平均值
吸光度（A）				
浓度（C_w）				

（3）分配系数的计算　根据上述 C 和 C_w 的平均值，计算氟尿嘧啶的正辛醇/水分配系数。

3. 讨论

（1）本实验测定的药物溶解度为何种溶解度，为什么？

（2）实验过程中温度的控制对结果有何影响？

（3）与其他实验小组结果进行对比，是否存在差异，请分析原因。

六、思考题

1. 影响药物溶解度的因素主要有哪些？

2. 药物的特性溶解度与表观溶解度有何不同？

3. 油水分配系数在制剂设计中有何用途？

实验二十二　药物的助溶与增溶

一、实验目的

1. 掌握药物助溶和增溶的原理及影响助溶与增溶的因素。

2. 熟悉三相图的绘制及注意事项。

二、实验指导

助溶是指难溶性药物与加入的第三种物质在溶剂中形成可溶性络合物、复盐或缔合物等，以增加药物在溶剂中的溶解度的过程，加入的第三种物质称为助溶剂。常用的助溶剂可分为两类：一类为有机酸及其钠盐，如苯甲酸钠、水杨酸、对氨基苯甲酸钠等；另一类为酰胺类，如烟酰胺、乌拉坦、尿素等。助溶剂的助溶机制复杂，选择尚无规律可循，一般只能根据药物性质，选择能形成水溶性的络合物、复盐或缔合物的物质作助溶剂。

增溶是指某些表面活性剂增大难溶性药物溶解度的作用。具有增溶作用的表面活性剂称为增溶剂，被增溶的物质称为增溶质。常用的增溶剂为聚山梨酯类和聚氧乙烯脂肪酸酯类。

溶剂-增溶剂-增溶质组成的三组分体系，在恒定的温度和压力下以适宜的比例配制可以得到澄明的溶液，并在稀释时保持澄明。若比例不当，不能得到澄明溶液，或者在稀释时由澄明转为浑浊。通过实验制作三相图是选择溶剂、增溶剂、增溶质正确配比的一种有效方法，可以直观了解物系的状态变化。

三、仪器与材料

仪器：电子天平、滴定管、刻度吸管、烧杯、碘量瓶等。

材料：茶碱、烟酰胺、乙二胺、薄荷油、聚山梨酯20、蒸馏水等。

四、实验内容

（一）助溶剂对难溶性药物的助溶作用

1. 精密称取茶碱0.198g，放入烧杯中，加水20ml，搅拌5分钟，观察溶解情况。

2. 精密称取茶碱0.198g，烟酰胺0.12g，放入烧杯中，加水20ml，搅拌5分钟，观察溶解情况。

3. 精密称取茶碱0.198g，放入烧杯中，加水19.9ml，滴加乙二胺0.1ml，搅拌5分钟，观察溶解情况。

（二）增溶剂对难溶性药物的增溶作用

1. 薄荷油 - 聚山梨酯 20 - 蒸馏水三相图绘制 按表 22 - 1 ~ 表 22 - 3 中所给出的薄荷油 - 聚山梨酯 20 - 蒸馏水的质量百分数，在坐标纸上绘出三相图。

表 22 - 1 区 I / II 各组分的质量百分数

编号	1	2	3	4	5	6	7	8	9
薄荷油（%）	24.5	30.4	43.8	50.3	55.9	60.0	64.7	71.8	82.5
聚山梨酯 20（%）	67.4	64.8	53.6	46.1	41.0	36.7	31.6	26.3	15.1
蒸馏水（%）	8.1	4.8	2.6	3.6	3.1	3.3	3.7	2.9	2.4

表 22 - 2 区 II / III 各组分的质量百分数

编号	1	2	3	4	5	6
薄荷油（%）	23.7	25.4	30.8	39.9	46.3	52.6
聚山梨酯 20（%）	65.2	62.0	56.5	48.7	42.4	38.6
蒸馏水（%）	11.1	12.6	12.7	11.4	11.3	8.8

表 22 - 3 区 III / IV 各组分的质量百分数

编号	1	2	3	4	5	6	7	8	9
薄荷油（%）	1.5	3.2	9.0	13.6	19.5	28.2	38.0	43.8	50.4
聚山梨酯 20（%）	8.7	16.3	30.3	37.4	41.7	43.2	42.1	40.3	37.0
蒸馏水（%）	89.8	80.5	60.7	49.0	38.8	28.6	19.9	15.9	12.6

2. 不同配比薄荷油 - 聚山梨酯 20 加水量测定 按表 22 - 4 中所给出的处方量称取薄荷油与聚山梨酯 20 于碘量瓶中，用滴定管滴加蒸馏水，滴加时轻轻振摇，至出现浑浊时记为终点，观察现象，记录消耗蒸馏水的量。

表 22 - 4 组分不同配比加水量结果

编号	1	2	3	4
薄荷油（g）	7	3	2	1
聚山梨酯 20（g）	3	7	8	9
蒸馏水（g）				

五、实验结果与讨论

1. 实验结果 记录上述各实验现象及结果，不同助溶剂对茶碱的助溶结果及聚山梨酯 20 对薄荷油的增溶作用结果见表 22 - 5、表 22 - 6。

表 22 - 5 不同助溶剂对茶碱的助溶结果

药物	助溶剂	现象
茶碱	无	
茶碱	烟酰胺	
茶碱	乙二胺	

表 22 – 6　聚山梨酯 20 对薄荷油的增溶作用结果

编号	1	2	3	4
蒸馏水（g）				
现象				

2. 讨论

（1）讨论烟酰胺和乙二胺对茶碱助溶结果产生差异的可能机制。

（2）在三相图上标出增溶实验中的四种情况所属位置，分析产生不同现象的原因。

六、思考题

1. 下面是薄荷油 – 聚山梨酯 20 – 水的三相图，请分别说出 Ⅰ、Ⅱ、Ⅲ、Ⅳ区域中溶液的状态。

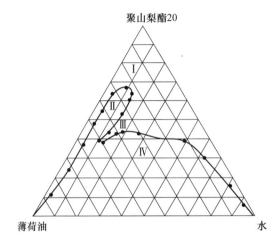

2. 在增溶和助溶的过程中，增溶剂和助溶剂的加入顺序是否会对增溶或助溶的效果产生影响？如果有影响，增溶剂（助溶剂）、药物、溶剂三者以什么顺序混合增溶（助溶）效果更好？

3. 影响药物溶解度和溶解速度的因素有哪些？

实验二十三　粉体的粒径与粒度分布的测定

一、实验目的

1. 掌握筛析法测定粉体粒度分布的原理和方法。

2. 了解筛分数据绘制粒度累积分布曲线和频率分布曲线。

二、实验指导

粒度分布通常是指某一粒径或某一粒径范围的颗粒在整个粉体中所占的比例，可用简单的表格、绘图和函数形式表示颗粒群粒径的分布状态。粒度、粒度分布及形状能显著影响粉末及其产品的性质和用途，例如，颗粒的凝结时间、强度与其细度有关，粉体的粒度及粒度分布影响着许多药物制剂工艺性能和理化性质。为了对药物制剂生产过程进行控制以保证产品合格，在生产过程中必须按时取样并对产品进行粒度分布的检验，粉碎和分级也需要测量粒度。粒度测定方法有多种，常用的有筛析法、沉降法、激光法、库尔特计数仪法、吸附法等。本实验采用筛析法测定粉体粒度分布。

筛析法是应用最广泛的粒度测定方法之一，利用筛分方法不仅可以测定粒度分布，而且通过绘制累积粒度特性曲线，还可得到累积产率50%时的平均粒度。筛析法是让粉体试样通过一系列不同筛孔的标准筛，将其分离成若干个粒级，分别称重，求得以质量百分数表示的粒度分布。筛析法适用约20μm～100mm之间的粒度分布测量，如采用电成型筛（微孔筛），其筛孔尺寸可小至5μm，甚至更小。筛孔的大小习惯上用"目"表示，其含义是每英寸（2.54cm）长度上筛孔的数目，也有用1cm长度上的孔数或1cm²筛面上的孔数表示的，也有直接以筛孔的尺寸来表示。筛析法常使用符合《中国药典》规定的标准套筛。

筛析法有干法与湿法两种，测定粒度分布时，一般用干法筛分，若试样含水较多，颗粒凝聚性较强时则应当用湿法筛分，特别是颗粒较细的物料，若允许与水混合时，最好使用湿法。因为湿法可避免很细的颗粒附着在筛孔上面堵塞筛孔。另外，湿法可不受物料温度和大气湿度的影响，还可以改善操作条件。湿法与干法均已被列为国家标准方法。

筛析法除了常用的手筛分、机械筛分、湿法筛分外，还采用空气筛分、声筛分、淘筛分和自组筛分等，其筛析结果往往采用频率分布和累积分布来表示颗粒的粒度分布。频率分布表示各个粒径相对应的颗粒百分含量（微分型）；累积分布表示小于（或大于）某粒径的颗粒占全部颗粒的百分含量与该粒径的关系（积分型）。用表格或图形来直观表示颗粒粒径的频率分布和累积分布。

三、仪器与材料

仪器：天平、标准药筛、振筛机、烘箱、搪瓷盘等。

材料：碳酸氢钠、滑石粉等。

四、实验内容

1. 准确称取已烘干的碳酸氢钠、滑石粉各200g样品。

2. 将标准筛按孔径由大至小的顺序叠好，并装上筛底，将称好的试样倒入最上层筛子，加上筛盖，安装在振筛机上。

3. 开动振筛机，震动10分钟，取下筛子。用手筛分，若1分钟所得筛下物料量小于物料的1%，则已达筛分终点，否则要继续手筛至终点。

4. 分别称量各筛上和底盘中的试样质量，记录数据于表格中。

5. 检查各层筛面质量总和与原试样质量之差，误差不应超过2%，此时可把所损失的质量加在最细粒级中，若误差超过2%时，需重新进行实验。

【注意事项】如没有振筛机，可用手均匀摇振筛子，每分钟拍打120次，每拍打25次将筛子转1/8圈，使试样分散在筛布上，拍打约10分钟，直至筛分终点（终点时拍打1分钟后筛下物小于筛上物料的1%）。

五、实验结果与讨论

1. 数据记录 将标准筛中各级粉末称定质量，记录于表23-1。

表 23 - 1　粉体筛分分级结果

标准筛		筛上物质 重量（g）	分级质量 百分率（%）	筛上累积 百分率（%）	筛下累积 百分率（%）
筛号	筛孔大小（μm）				
1	2000 ± 70				
2	850 ± 29				
3	355 ± 13				
4	250 ± 9.9				
5	180 ± 7.6				
6	150 ± 6.6				
7	125 ± 5.8				
8	90 ± 4.6				
9	75 ± 4.1				
底盘	0				
合计					

2. 数据处理

（1）计算实验误差　检查各层筛面质量总和与原试样质量之误差。

$$实验误差 = \frac{试样质量 - 筛析总质量}{试样质量} \times 100\%$$

误差不应超过 2% ，此时可把所损失的质量加在最细粒级中。若误差超过 2% 时，应另取试样，重新进行实验。

（2）绘制曲线　根据实验结果，在直角毫米坐标纸上绘图表示颗粒群粒径的分布状态，用 Excel 也可作图。根据实验结果记录，在坐标纸上绘制筛上累积分布曲线 R，筛下累积分布曲线 D。

3. 结果分析　一个筛子的各个筛孔可以看作是一个系列的量轨，当颗粒处于筛孔上，有的颗粒可以通过而有的通不过。颗粒位于一筛孔处的概率由下列因素决定：粉末颗粒大小分布、筛面上颗粒的数量、颗粒的物理性质（如表面积）、摇动筛子的方法、筛子表面的几何形状（如开口面积/总面积）等。当颗粒位于筛孔上是否能通过则取决于颗粒的尺寸和颗粒在筛面上的角度。

筛分所测得的颗粒大小分布还取决于下列因素：筛分的持续时间、筛孔的偏差、筛子的磨损、观察和试验误差、取样误差、不同筛子和不同操作的影响等。

4. 讨论

（1）对物料进行筛分时，物料颗粒的物理性质（如表面积、含水量等）对筛分效率有较大的影响，因此，在实验前应对试样进行处理，使之达到实验要求。

（2）取样误差、试样筛分时的丢失、筛分后称量的错误等也使实验产生误差，实验时应注意这三个环节。

六、思考题

1. 试分析颗粒大小与颗粒吸湿性、流动性的关系。

2. 干筛法测定颗粒粒度分布的影响因素有哪些？

3. 粒度测定方法有哪些？各自的特点及适用范围是什么？

实验二十四 粉体流动性的测定

一、实验目的

1. 掌握常用粉体流动性参数的测定方法。
2. 熟悉影响粉体流动性的因素、改善方法及粉体助流剂的助流原理。

二、实验指导

粉体的流动性对药剂的生产和应用具有重要意义，直接影响制剂的质量，是固体制剂制备过程中必须考察的重要性质之一。流动性与粉体粒子间的作用力（如范德华力、静电力等）、粒度与粒度分布、粒子形态及表面摩擦力等多种因素相关。药用粉体的流动性一般用休止角、流出速度和压缩度表示，其中前两者表示粉体在重力作用下的流动性，后者则表示粉体在震荡力作用下的流动性。

1. 休止角 休止角是指粉体堆积形成的自由斜面在静止、平衡的状态下与水平面所形成的夹角（θ）。休止角是表示微粒间作用力的主要指标，可用固定圆锥法、固定漏斗法、倾斜箱法、转动圆筒法等方法测定，通常用固定圆锥法进行测定。一般认为，$\theta \leqslant 30°$时流动性较好，$\theta \leqslant 40°$时可以满足生产过程中的流动性需求。

2. 流出速度 流出速度是指粉体由一定孔径的孔或管中流出的速度。它能反应粉体的粒度和均匀性。如果粉体的流动性差而不能流出时，可加入100μm的玻璃球助流，测定自由流动所需玻璃球的最少加入量，最少加入量越大则流动性越差。

3. 压缩度 压缩度是指粉体经振动前后的堆积密度变化百分率。反应振动时粉体的流动性。研究表明，压缩度在20%以下时流动性较好，当压缩度达到40% ~50%时粉体很难从容器中流出。

本实验通过测定不同粉体的上述流动性参数，考察粒子大小和形状以及助流剂对粉体流动性的影响。

三、仪器与材料

仪器：休止角测定仪，流出速度测定仪，粉体振动仪（或粉体综合特性测定仪）等。
材料：微晶纤维素微球、微晶纤维素粉末、淀粉、滑石粉、硬脂酸镁、微粉硅胶、玻璃球（$\Phi = 100\mu m$）等。

四、实验内容

（一）休止角的测定

1. 实验方法 如图24-1所示，将待测物料均匀地注入圆盘中心，直至物料形成圆锥体并沿圆盘边缘自由落下为止，测定圆盘半径（R）和圆锥体高度（H），按照公式（24-1）计算休止角；或用量角器测定休止角。

$$\tan\alpha = H/R \qquad (24-1)$$

2. 实验内容

（1）分别称取微晶纤维素微球、微晶纤维素粉末和淀粉各50g，测定休止角，比较物料的形状和粒径大小对休止角的影响。

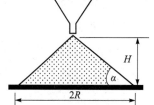

图24-1 休止角测定装置示意图

（2）分别称取微晶纤维素粉末 50g，共 3 份，分别向其中加入 1% 的滑石粉、微粉硅胶和硬脂酸镁，混合均匀后测定休止角，比较三种材料的助流效果。

（3）称取微晶纤维素粉末各 50g，共 6 份，分别向其中加入 0.5%、1.0%、2.0%、5% 和 10% 的滑石粉，均匀混合后测定其休止角，比较滑石粉用量对流动性的影响。以休止角为纵坐标，滑石粉用量为横坐标，绘出曲线，选择最适宜的加入量。

3. 注意事项 为了使待测物料落至圆盘中心，应使漏斗下端出口正对圆盘中心，将物料从漏斗上部缓缓加入。如果物料流动性差、不易从漏斗流下时，可在漏斗上部放一网筛（16～18 目），边过筛边加入，必要时适当轻敲网筛和漏斗。

（二）流出速度的测定

1. 实验方法 如图 24-2 所示，将一定量的待测物料装入流出速度测定仪（或三角漏斗中），打开下部流出口滑门，测定全部物料流出所需时间。

2. 实验内容

（1）分别称取微晶纤维素微球、微晶纤维素粉末和淀粉 20g，测定流出速度，比较物料的形状和粒径大小对流出速度的影响。

（2）分别称取微晶纤维素粉末 20g，共 3 份，分别向其中加入 1% 的滑石粉、微粉硅胶和硬脂酸镁，混合均匀后测定流出速度，比较三种材料的助流效果。

（3）称取微晶纤维素粉末 20g，共 6 份，分别向其中加入 0.5%、1.0%、2.0%、5% 和 10% 的滑石粉，混合均匀后测定流出速度，比较滑石粉用量对流动性的影响。以流出速度为纵坐标，滑石粉用量为横坐标，绘出曲线，选择最适宜的加入量。

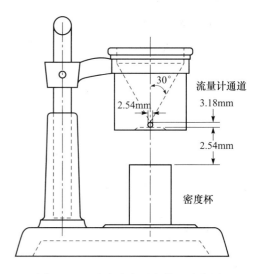

图 24-2 流出速度测定装置示意图

（4）分别向微晶纤维素粉末与淀粉中加入 100μm 的玻璃球助流，比较加入的玻璃球量。

（三）压缩度的测定

1. 实验方法 取约 30g 待测物料，精密称定，加入量筒中，测量体积，计算松密度 ρ_b。将量筒装入粉体振动仪中进行轻敲（频率 250Hz/min、幅度 3.0mm ± 0.2mm），直至体积不变（RSD≤2%）为止，测量最终体积，计算振实密度 ρ_{bt}，按照公式（24-2）计算压缩度 C。

$$C = \frac{\rho_{bt} - \rho_b}{\rho_b} \times 100\% \qquad (24-2)$$

2. 实验内容

（1）分别称取约 30g 微晶纤维素粉末、微晶纤维素微球和淀粉，测定压缩度，比较物料的形状和粒径大小对压缩度的影响。

（2）分别称取微晶纤维素粉末 30g，共 3 份，分别向其中加入 1% 的滑石粉、微粉硅胶和硬脂酸镁，均匀混合后测定压缩度，比较不同润滑剂对压缩度的影响。

（3）称取微晶纤维素粉末 20g，各 6 份，分别向其中加入 0.5%、1.0%、2.0%、5% 和 10% 的滑石粉，混合均匀后测定压缩度，比较助流剂用量对压缩度的影响。以压缩度为纵坐标，滑石粉用量为横坐标，绘出曲线，选择最适宜的加入量。

五、实验结果与讨论

1. 实验结果 请将实验结果填入表 24 – 1 ～ 表 24 – 3；根据表 24 – 2 实验结果绘制"滑石粉用量 – 流动性参数"曲线图。

表 24 – 1 不同物料和润滑剂的流动性参数

因素		休止角（°）				流出速度（g/s）				压缩度（%）			
		1	2	3	$\bar{x}$	1	2	3	$\bar{x}$	1	2	3	$\bar{x}$
物料	微晶纤维素微球												
	微晶纤维素粉末												
	淀粉												
润滑剂	滑石粉												
	微粉硅胶												
	硬脂酸镁												

表 24 – 2 滑石粉加入量对流动性参数的影响

加入量（%）	0.5	1	2	5	10
休止角（°）					
流出速度（g/s）					
压缩度（%）					

表 24 – 3 玻璃球对物料流动速度的影响

物料	加入玻璃球之前的流出速度	加入玻璃球之后的流出速度
微晶纤维素粉末		
淀粉		

2. 讨论

（1）比较微晶纤维素微球、微晶纤维素粉末、淀粉的流动性大小并分析原因。

（2）不同润滑剂对微晶纤维素粉末流动性有何影响？是否润滑剂用量越大，流动性越好？

（3）比较玻璃球与润滑剂对微晶纤维素粉末流动性的影响。

六、思考题

1. 影响粉体流动性的因素有哪些？列举能够改善粉体流动性的措施。

2. 润滑剂和助流剂的作用机制有何不同？

3. 评价粉体流动性的指标有哪些？各有何特点？

实验二十五 粉体吸湿性的测定

一、实验目的

1. 掌握水（不）溶性药物及其混合物的吸湿特性。

2. 熟悉吸湿平衡曲线的绘制方法及临界相对湿度的测定方法。

3. 熟悉影响粉体吸湿性和吸湿速度的因素及改善措施。

二、实验指导

吸湿（moisture absorption）是指固体表面吸附水分的现象。药物粉末吸湿后易发生结块、液化等，进而导致流动性下降，甚至触发化学反应而降低药物的稳定性。药物及制剂粉体吸湿性的考察及防湿对策是制剂学研究的重要内容之一。

粉体的吸湿性与空气湿度有关，在较大湿度的空气中易吸湿（吸潮），在干空气中易被干燥（风干），直至吸湿与干燥达到动态平衡，此时的含水量称为平衡水分。空气的相对湿度（relative humidity，RH）是空气中水蒸气分压与同温度下饱和空气水蒸气分压之比，是反映空气状态的重要参数。通常空气的相对湿度为 0 ~ 100%。若将粉体在不同相对湿度空气环境下的平衡吸湿量对相对湿度作图，即得吸湿平衡曲线，该曲线可反映出粉体的吸湿特性。药物原料以及其他制剂粉体的吸湿特性主要取决于粉体自身的性质。

1. 水溶性物料的吸湿特性　水溶性物料在相对湿度较低的环境下，几乎不吸湿，而当相对湿度增大到一定值时，吸湿量急剧增加，吸湿量开始急增时的相对湿度称为粉体的临界相对湿度（critical relative humidity，CRH）。CRH 是水溶性物料固有的特征参数，CRH 越小则表明物料越易吸湿。为了控制物料的吸湿，应确保操作环境和贮存环境空气湿度在 CRH 以下。

根据 Elder 假说，水溶性物料 A 和 B 混合物的 CRH_{AB} 约等于两组分 CRH 的乘积，而与组分的量无关，即 $CRH_{AB} = CRH_A \cdot CRH_B$，表明水溶性物料混合物的 CRH 值低于其中任何一种物料的 CRH 值，因而更易于吸湿。

2. 水不溶性物料的吸湿性　水不溶性物料的吸湿量受空气相对湿度变化的影响较小，没有临界点。由于平衡水分吸附在固体表面，相当于水分的等温吸附曲线。水不溶性物料混合物的吸湿性具有加和性，即 $CRH_{AB} = CRH_A + CRH_B$。

三、仪器与材料

仪器：分析天平、干燥器、恒温箱、称量瓶等。

材料：果糖、葡萄糖、淀粉、微粉硅胶等。

四、实验内容

1. 水溶性物料及其混合物的吸湿平衡曲线与临界相对湿度测定

（1）取适量果糖、葡萄糖、果糖 – 葡萄糖混合物（1:2，w/w），在 40℃ 干燥箱中干燥 2 小时。

（2）参考附表 1、2，配制相对湿度为 30%、40%、50%、60%、70%、80%、90% 和 100% 的溶液，分别置于一系列干燥器中，于 25℃ 恒温箱中平衡 24 小时以上。

（3）将干燥后的样品取适量，分别放入已称重的带盖称量瓶中，轻轻平铺，使样品的厚度约 3mm，盖好瓶盖，称重，打开瓶盖放入已调好湿度的干燥器内。

（4）恒温保存 24 小时，使被测样品中的水分与空气相对湿度达到平衡，取出称量瓶，盖好瓶盖，精密称重，求出增加的重量，计算平衡含水量%（g/g）。

（5）以相对湿度为横坐标，以平衡含水量为纵坐标作图，即可得到样品的吸湿平衡曲线。在吸湿平衡曲线上，吸湿量陡然上升时的相对湿度即为物料的临界相对湿度。

2. 水不溶性物料及其混合物的吸湿平衡曲线测定

（1）取适量淀粉、微晶纤维素、淀粉－微晶纤维素混合物（1∶2），在40℃干燥箱中干燥2小时。

（2）其余操作同上。

3. 注意事项

（1）放入称量瓶的样品不宜过厚，以使物料与空气充分均匀地接触，达到平衡。

（2）不同湿度下，样品的平衡需要一定时间，物料不同，平衡所需的时间不同，有时甚至需要几日。在给定相对湿度下增重（或减重）不变时为平衡状态。本实验恒温保持24小时是为了简化实验而设计。

（3）平衡含水量的测定：将样品干燥后作为绝干物料，增重即为平衡吸湿量。平衡水分含量是增重量除以样品吸湿后的总重（绝干物料＋平衡吸湿量）。称重时应尽量快速进行，也可以用水分测定仪直接测平衡水分含量。

五、实验结果与讨论

1. 各种物料平衡水分的测定结果 将各种物料平衡水分的测定结果记录于表25-1和表25-2中。

表25-1 水溶性物料在不同相对湿度下平衡水分含量

相对湿度（%）	30	40	50	60	70	80	90	100
果糖								
葡萄糖								
果糖－葡萄糖								

表25-2 水不溶性物料在不同相对湿度下吸湿量

相对湿度（%）	30	40	50	60	70	80	90	100
淀粉								
微晶纤维素								
淀粉－纤维素								

2. 分别绘出上述6种物料的吸湿平衡曲线

3. 讨论

（1）水溶性物料及其混合物、水不溶性物料及其混合物的吸湿平衡曲线各有什么特征？各自临界相对湿度有何变化？

（2）为什么临界相对湿度是水溶性物料的固有特征？

六、思考题

1. 相对湿度和临界相对湿度的区别是什么？

2. 测定吸湿平衡曲线时需要注意什么？

3. 根据物料的吸湿特性，在生产过程中对环境的湿度有何要求？

附表 1　产生各种相对湿度所需硫酸、氢氧化钠、氯化钙在水中浓度（25℃）

相对湿度（%）	H₂SO₄（无水物的重量%）	NaOH（无水物的重量%）	CaCl₂（无水物的重量%）
100	0.0	0.0	0.0
95	11.02	5.54	9.33
90	17.91	9.83	14.95
85	22.88	13.32	19.03
80	26.79	16.10	22.25
75	30.14	18.60	24.95
70	33.09	20.80	27.40
65	35.80	22.80	29.64
60	38.35	24.66	31.73
55	40.75	24.62	33.71
50	43.10	28.16	35.64
45	45.41	29.86	37.61
40	47.71	31.58	39.62
35	50.04	33.38	41.83
30	52.45	35.29	44.36
25	55.01	37.45	/

附表 2　饱和盐溶液在不同温度下产生的相对湿度

盐饱和溶液	25℃（%）	37℃（%）	40℃（%）
K₂Cr₂O₇	98.00		
KNO₃	92.48	91.00	
BaCl₂·2H₂O	90.19		
KCl	84.26		81.70
KBr	80.71	81.00	79.60
NaCl	75.28	75.00	74.70
NaNO₃	73.79		71.50
NaNO₂	64.00	62.00	61.50
NaBr·2H₂O	57.00		52.40
Mg（NO₃）₂·6H₂O	52.86	51.00	
LiNO₃·3H₂O	47.06		
K₂CO₃·2H₂O	42.76	41.00	
MgCl₂·6H₂O	33.00	31.00	
CH₃COOK·1.5H₂O	22.45	23.00	
LiCl·H₂O	11.05	11.00	

实验二十六 流体流变学性质的测定

一、实验目的

1. 掌握流体流变曲线的测定原理及方法。
2. 熟悉流体黏度随温度变化的规律。

二、实验指导

物质在外力作用下的变形和流动性质，称为流变性。对于液体制剂来说，最重要的流变学特性是黏度。根据流变特性，通常把流体分为两类：一是牛顿流体，遵循牛顿黏性定律；另一类是非牛顿流体，不遵循牛顿黏性定律。

牛顿流体表现为切变应力与切变速度成正比，即：$F/A = \eta dv/dr$，式中，F/A 为切变应力，dv/dr 为切变速度，η 为黏度系数或黏度。对于某一特定液体，黏度为一常数，这是牛顿流体的特征，如水、甘油、糖浆都属于牛顿流体。测定牛顿流体黏度常用的仪器有毛细管黏度计（平式和乌式黏度计）和落球黏度计。

非牛顿流体不符合切变应力和切变速度成正比的关系，其黏度随切变力的变化而变化。如高分子溶液、溶胶、乳浊液、软膏及一些混悬剂等，均属于非牛顿流体。旋转式黏度计可用于牛顿流体或非牛顿流体动力黏度的测定。

把切变速度（$D = dv/dr$）随切变应力（$S = F/A$）而变化的规律绘制的曲线称为流变曲线。牛顿流体流变曲线是通过原点的曲线，可以用一点的黏度绘制流变曲线。非牛顿流体流动曲线有的不通过原点，且大部分为曲线，切变速度与对应的切变应力须一一测定后才能绘制出流变曲线。非牛顿流体按流动方式的不同，可分为塑性流体、假塑性流体、胀性流体、触变流体。

流变学对于混悬剂、乳剂、胶体溶液、软膏剂和栓剂等的处方设计、质量评价以及制备工艺的确定都具有重要的指导意义。

三、仪器与材料

仪器：旋转黏度计、杯子、转子、循环水泵、砝码等。
材料：甘油、羧甲基纤维素钠、蒸馏水等。

四、实验内容

1. 甘油流变曲线的测定 实验用旋转黏度计如图 26−1 所示。
（1）将杯子和转子固定位置，通循环水使杯子保持恒温（30℃）。
（2）将甘油倒入杯中标线处，保持循环水温度恒定，使甘油温度不变。
（3）再将砝码挂上后，读出旋转指针的刻度，随后使制动器脱离，记录旋转指针旋转一周的时间，求出旋转的速度（v）。
（4）变换砝码的重量，重复上述操作。

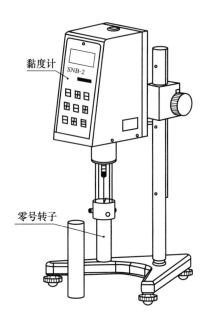

图 26 - 1　旋转黏度计的结构示意图

2. 羧甲基纤维素钠水溶液流变曲线测定　配制 0.5%、1.0%、3.0% 羧甲基纤维素钠水溶液，如前述固定好的杯子和转子，加入羧甲基纤维素水溶液至标线处，保持杯内溶液恒温后，重复上述操作。

五、实验结果与讨论

1. 对于甘油，依据测定的旋转速度 v 和砝码重量（W）的关系，绘制流变曲线，由直线的斜率求出装置的常数（K_v）。

$$\nu = K_v \cdot W \cdot 1/\eta \tag{26-1}$$

式中，η 为黏度系数；甘油的黏度系数为 624cp（$T = 30℃$）。

2. 各种浓度的羧甲基纤维素钠水溶液的数据，同上述方法处理，当流变曲线为直线时，由上式求出黏度系数。若为非牛顿流体，指出符合哪种类型。

注：非牛顿流体分为塑性流动、假塑性流动和胀性流动。塑性流动：曲线不经过原点，在横轴剪切应力 S 轴上的某处有交点，将直线外延至横轴，在 S 上某一点可以得屈服值。假塑性流动：随着 S 值的增大而黏度下降的流动称为假塑性流动。胀性流动：曲线经过原点，且随着剪切应力的增加其黏性也随之增加，表现为向上突起的曲线。

六、思考题

1. 简述流变学性质对混悬液稳定性的影响关系。
2. 简述流变学性质对软膏剂处方设计的指导作用。
3. 试说明牛顿流体、塑性流体、假塑性流体、胀性流体的区别。

参考文献

[1] 崔福德. 药剂学 [M]. 7 版. 北京：人民卫生出版社，2013.

[2] 崔福德. 药剂学实验指导 [M]. 3 版. 北京：人民卫生出版社，2011.

[3] 李超英，李范珠. 药剂学实验 [M]. 北京：中国中医药出版社，2013.

[4] 张兆旺. 中药药剂学 [M]. 2 版. 北京：中国中医药出版社，2007.

[5] 周建平. 药剂学实验与指导 [M]. 北京：化学工业出版社，2012.

[6] 陆斌. 药剂学实验 [M]. 北京：人民卫生出版社，1994.

[7] 刘文. 药用高分子材料学 [M]. 2 版. 北京：中国中医药出版社，2017.